PETIT GUIDE POUR ÊTRE EN FORME TOUTE L'ANNÉE

Gilles Diederichs

Véronique Salomon-Rieu

rue des enfants

ISBN 9782351811764
Imprimé aux Émirats Arabes Unis
Dépôt légal : octobre 2012
Loi n° 49-956 du 16 juillet 1949
sur les publications destinées à la jeunesse

INTRODUCTION

Ce livre te propose, en compagnie de tes parents, de découvrir comment être bien dans ta tête et dans ton corps au fil des saisons.

Sais-tu que les couleurs des fleurs, des arbres, du ciel peuvent t'aider à te sentir en pleine forme ?

Connais-tu les vitamines et les minéraux que chaque fruit ou légume saisonnier t'offre pour que tu te sentes détendu et joyeux ?

Confectionne toi-même un bon petit déjeuner adapté à tes goûts et besoins du moment !

Côté découvertes sportives, tu pourras facilement te familiariser avec le yoga, en mettant en pratique les postures amusantes expliquées et dessinées, mais aussi apprendre à utiliser ta respiration pour te donner du tonus ou au contraire te déstresser, à travers de vraies séances de relaxation !

Tu comprendras, en faisant de la méditation, combien il est simple d'utiliser tout ton imaginaire afin de te recentrer sur une seule chose à la fois.

Grâce aux conseils pratiques, t'endormir à volonté te paraîtra évident, et réfléchir sur des phrases positives te fera prendre conscience que « si l'on veut, on peut ! » Désormais, chaque trimestre, lors des moments-clefs de ta scolarité, et grâce à ta connaissance du rythme des saisons, tu parviendras à gommer ta fatigue ou ton manque de concentration en classe et tu découvriras comment te soigner à l'aide des remèdes naturels proposés dans chaque chapitre. Ainsi, les saisons et le bien-être n'auront plus de secrets pour toi !

L'AUTOMNE

L'automne commence en septembre et se termine en décembre.

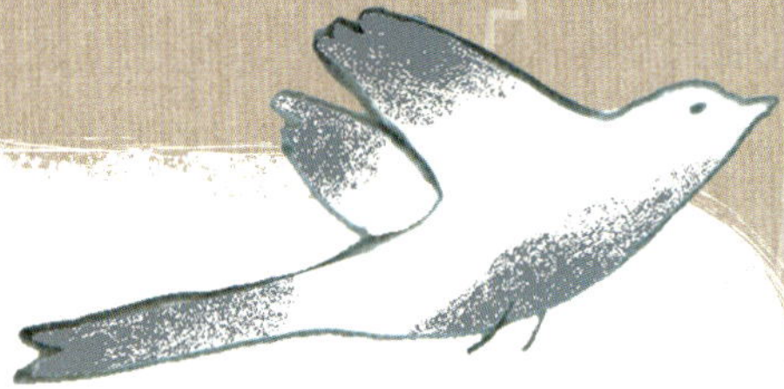

C'est quoi l'automne ?

L'automne est une saison de douceur où, après les fastes de l'été, la nature, progressivement, se replie sur elle-même.

Les oies sauvages et les hirondelles migrent vers l'Afrique, les fourmis se réfugient sous terre.

La sève des arbres redescend vers les racines, et les feuilles aux couleurs de feu et d'or emportées par le vent forment au sol un tapis coloré.

C'est le moment de déguster châtaignes, figues, raisins, pommes et champignons.

Ainsi, à l'automne, la terre offre ses derniers fruits avant le grand repos de l'hiver.

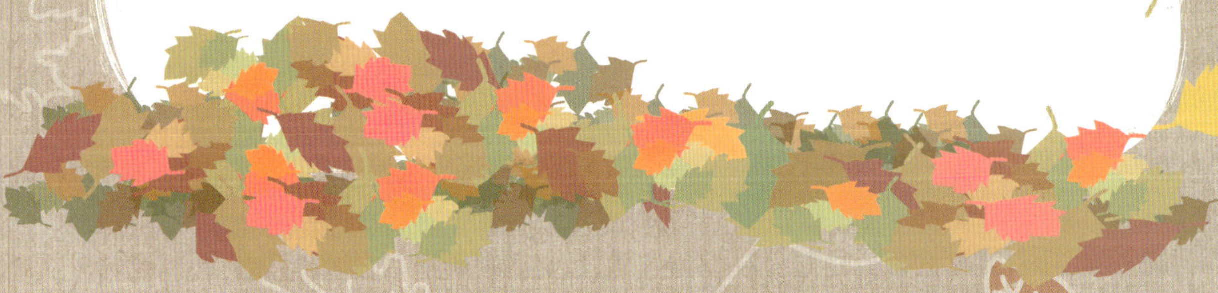

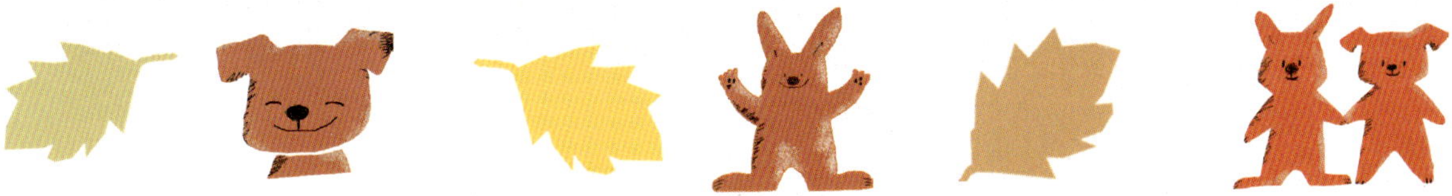

Les événements de la saison

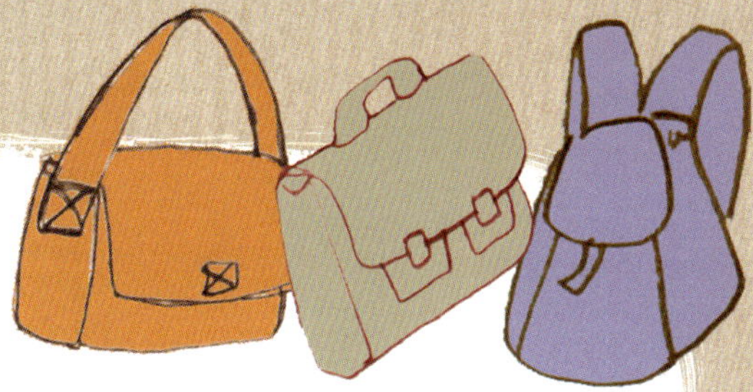

Pour toi, c'est le signe du retour à l'école, des retrouvailles ou des nouvelles amitiés, mais c'est aussi la période idéale pour apprendre à te concentrer et à prendre soin de toi.

Comme le changement d'horaire au mois d'octobre va t'enlever une heure de lumière, il faut veiller à bien dormir afin de récupérer des forces.

Profite que la nuit tombe plus tôt pour apercevoir les premières étoiles dans le ciel : la Petite Ourse, qui, avec son étoile Polaire, indique le nord, et la Grande Ourse, en forme de casserole !

L'automne est à la fois joyeux et tranquille !

Les petits bobos de l'automne : Comment te soigner naturellement

À l'automne, le vent souffle, la température commence à descendre, et l'humidité est déjà bien présente.

Comme tu n'es pas toujours suffisamment couvert, tu risques de prendre froid, d'avoir mal aux oreilles, le nez qui coule et la gorge prise !

Alors, dès à présent, en prévention, porte une écharpe de laine ou de soie autour du cou. Mais si c'est déjà trop tard, voici quelques astuces :

Privilégie la vitamine C en buvant, par exemple, un bon jus d'orange, dès le réveil, ou en mangeant des kiwis.

Masse-toi la gorge (plus précisément les amygdales) avec un mélange de trois gouttes d'huile essentielle de ravintsara et un peu d'huile d'amandes douces préparé par tes parents.

Prends régulièrement des tisanes de thym avec du bon miel de châtaignier, ou fais des gargarismes avec de la camomille.

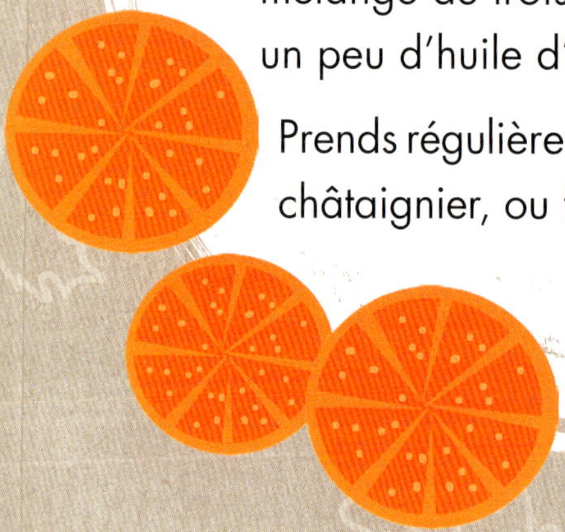
orange

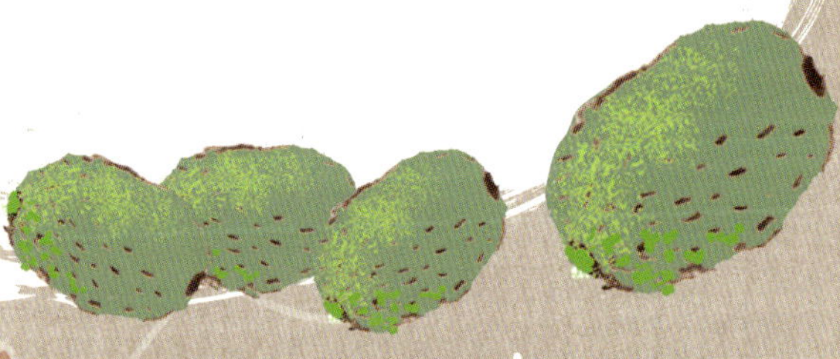
kiwi

Dans ta chambre, si tu as un diffuseur d'huile essentielle, laisse pendant quelques minutes se répandre la senteur de la sarriette sauvage.

Il existe aussi des sprays à base d'eucalyptus et surtout de propolis. La propolis est issue du miel, c'est un véritable antimicrobe ! Elle est riche en vitamine A, en zinc, en magnésium, et va donc avoir une action directe sur le fond de ta gorge irritée.

Si tes oreilles sont douloureuses, garde sous chacune d'elles une petite bouillotte d'eau chaude, pendant quelques minutes, en t'allongeant d'un côté puis de l'autre.

Tu peux également apaiser la douleur en buvant deux fois par jour de l'eau mélangée à trois gouttes de teinture mère d'échinacée. Par contre, si tu as de la fièvre, tes parents doivent t'emmener chez le médecin.

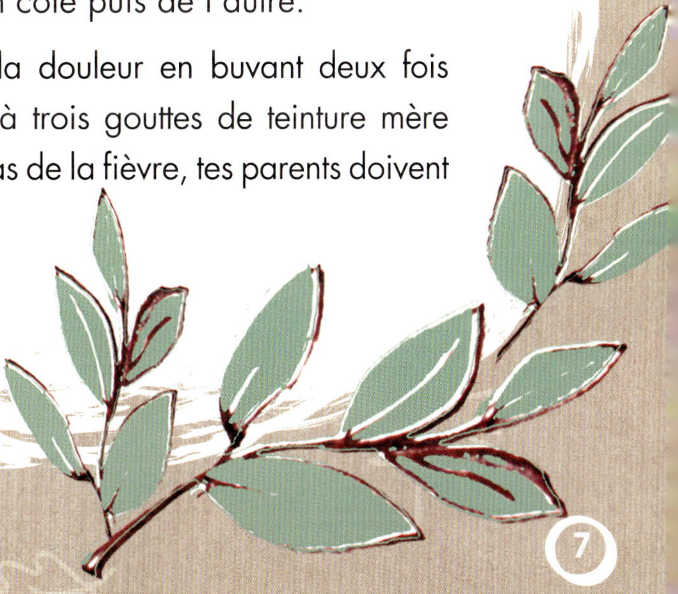

sariette sauvage

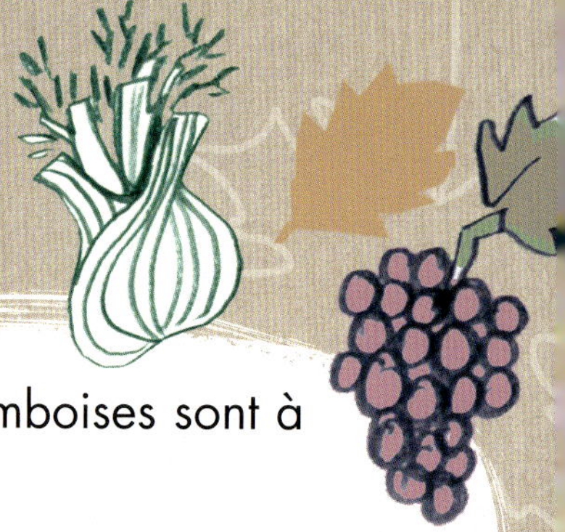

Les aliments du bien-être de la saison

Clémentines, oranges, raisins, pommes et framboises sont à privilégier.

Artichauts, fenouils et épinards accompagneront cabillauds, blancs de poulet, lentilles vertes ou champignons. Les pâtes de blé complet te donneront de la force.

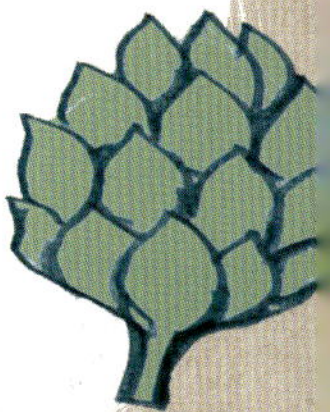

Goûte le chaource ou le brie !

Tu adoreras le mélange d'abricots secs et de figues fraîches !

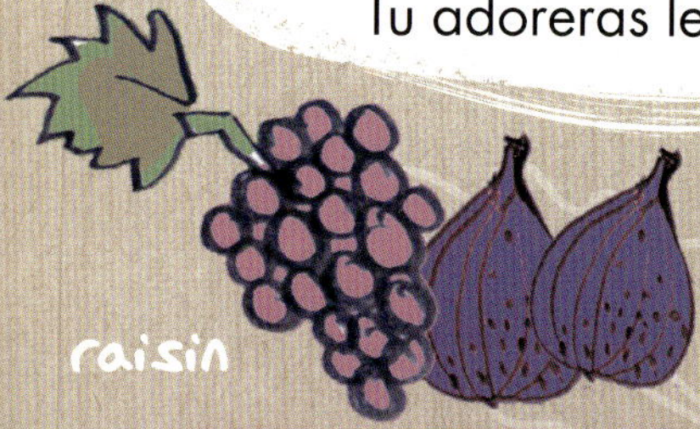

Les vitamines et minéraux : vedettes de la saison

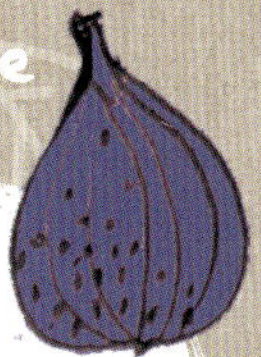

Les vitamines A, B, C et E, que tu retrouves dans les fruits, les légumes et les céréales.

Le magnésium (laitages) et le fer (épinards et abricots secs) sont indispensables.

La poudre de spiruline (une algue douce) renforcera tout ton organisme.

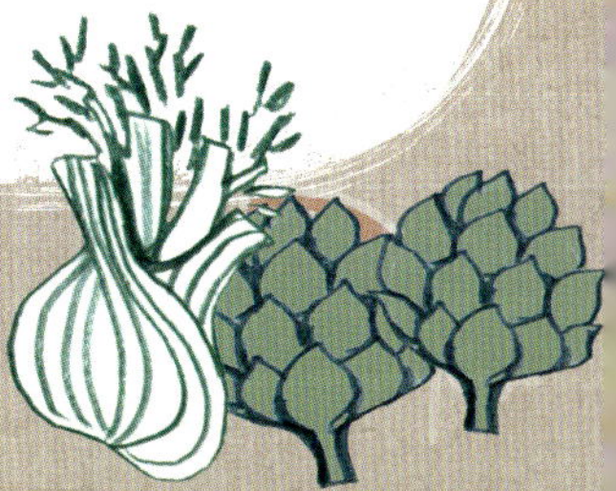

Petit déjeuner de saison

Un jus d'orange et de clémentine avec des tartines recouvertes de purée d'amandes.

Un yaourt mélangé à de la confiture de fruits rouges comme les myrtilles, les fraises ou les framboises.

Dans ton cartable, pour la récréation de dix heures, emporte des fruits secs : abricots ou bananes.

Astuce contre la fatigue

Dans le jus d'un pamplemousse, rajoute quelques gouttes de citron, une cuillère à café de poudre de gingembre, ainsi qu'une pincée de cannelle. Si tu as deux baies de genièvre, écrase-les et rajoute-les à la préparation. Fais chauffer l'ensemble doucement, et bois-le tiède.

Tu vas te sentir plein de tonus !

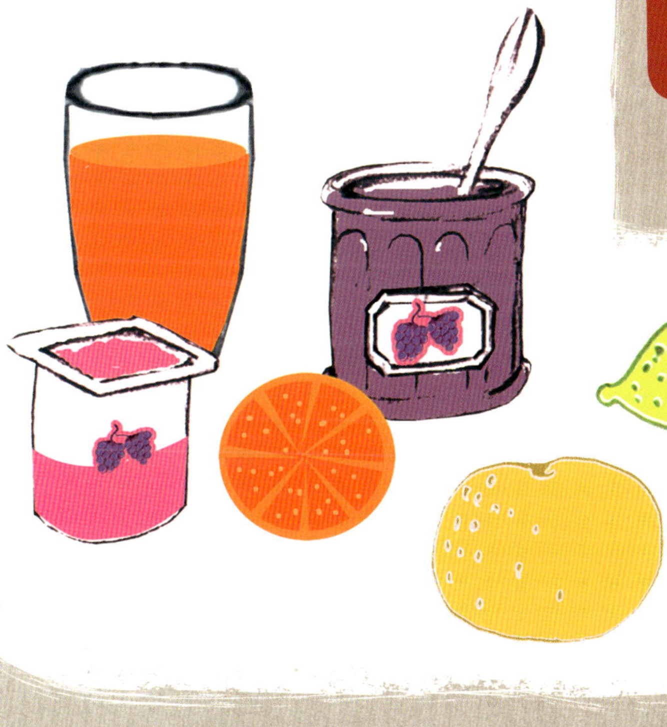

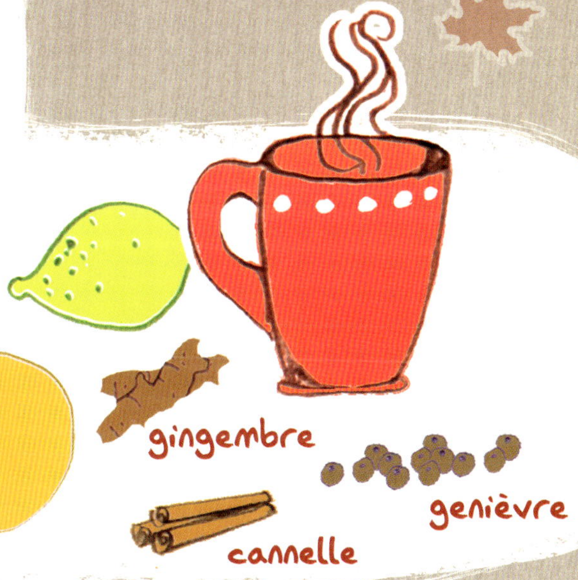

Les jeux de bien-être en pleine nature

Mets-toi sur les genoux face à un beau paysage.
Inspire par le nez en gonflant d'abord le ventre puis les poumons.

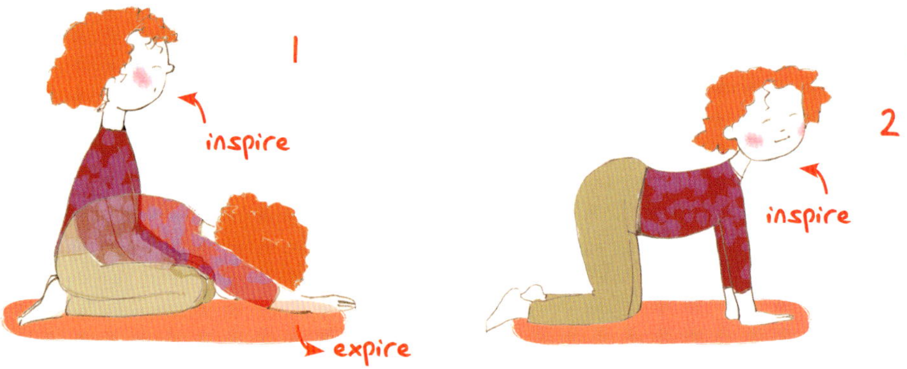

Pose le front sur le sol tout en soufflant par la bouche.
Redresse-toi en inspirant. Recommence trois fois, puis suis les mouvements dessinés.

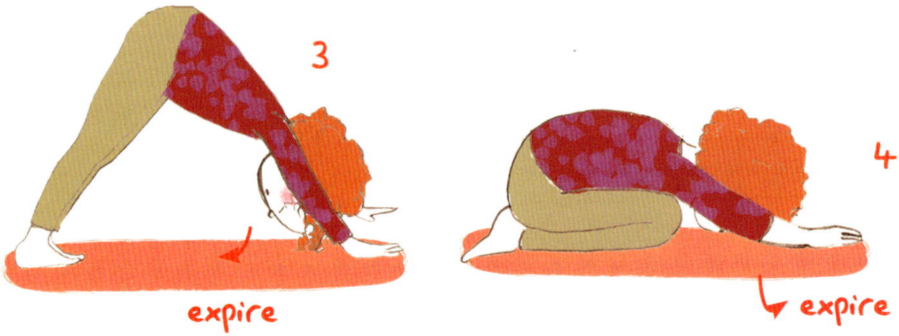

Mudra

Les mudras sont des gestes qui aident l'énergie à bien circuler dans le corps.

Pose les mains sur les cuisses, paumes ouvertes vers le ciel.

Joins le bout des pouces et des index, tout en gardant les autres doigts tendus.

Sens la chaleur te remplir les paumes, ferme les yeux et relâche-toi.

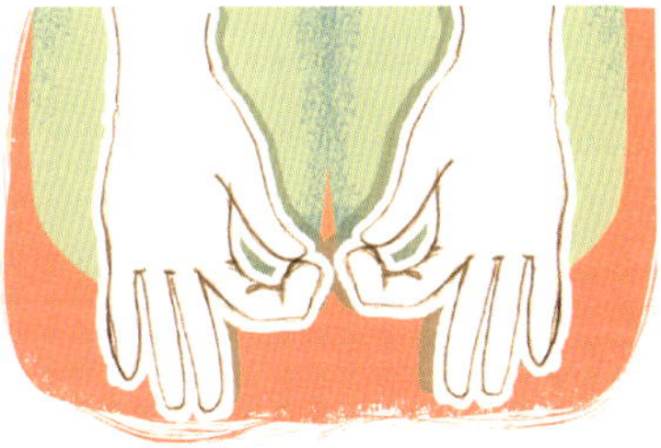

Les pensées positives de l'automne

« Comme les feuilles des arbres qui s'envolent, je laisse mes peurs et mes pensées tristes me quitter. »

« Je décide ici et maintenant d'être joyeux et léger, comme une hirondelle qui virevolte sur son fil. »

« C'est en automne que l'on récolte les plus beaux fruits ! »

Pour rester concentré

massage de la main

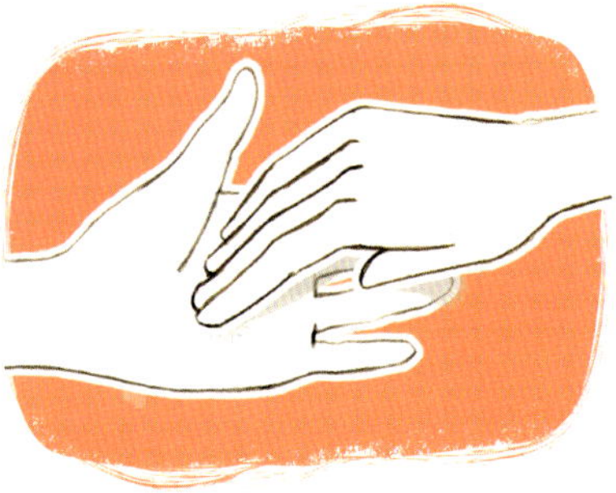

Ouvre la paume gauche, masses-en tout le centre en appuyant légèrement avec l'extrémité de chaque doigt.

Fais la même chose avec l'autre main.

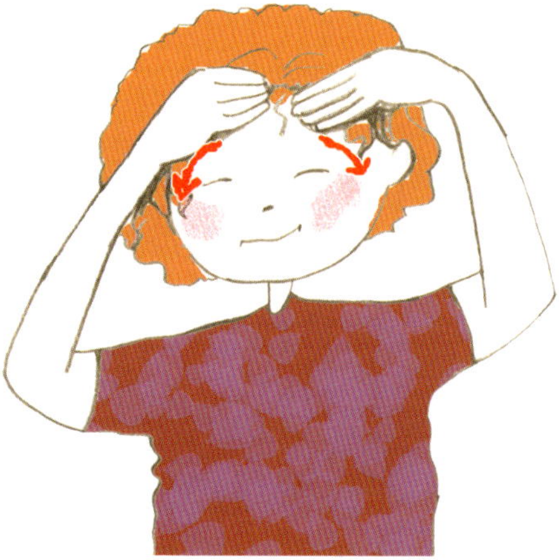

Maintenant, avec le bout des doigts, masse-toi doucement en partant du centre du front vers les tempes, puis tout le crâne. Termine en tirant sur chaque oreille.

massage de la tête

Pour se relaxer à la maison ou dans la nature

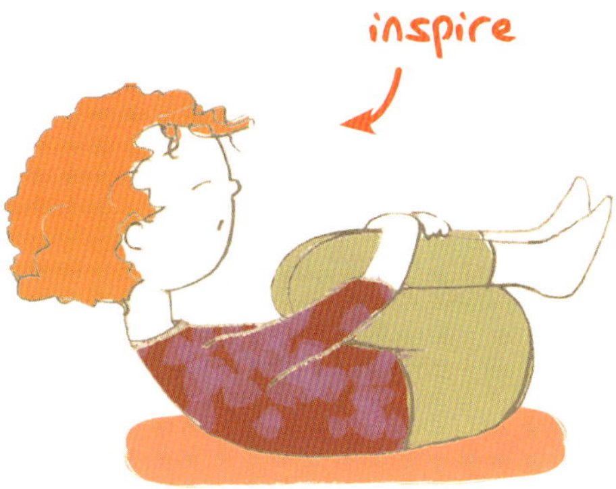

Allongé sur le dos, bras en croix, inspire par le nez en imaginant que les rayons du soleil pénètrent ton corps. Souffle par la bouche, sens la chaleur t'envahir.

Tourne la tête vers la gauche, remonte les genoux en inspirant, et tout en soufflant, fais-les basculer vers la droite. Imagine alors que le vent t'apporte le calme.

Maintenant, tourne la tête vers la droite, et tout en inspirant, positionne les genoux sur la gauche.

Cette fois, imagine que les feuilles se posent sur toi. Détends-toi.

Recommence à ton rythme et repose-toi quelques minutes entre chaque série de mouvements.

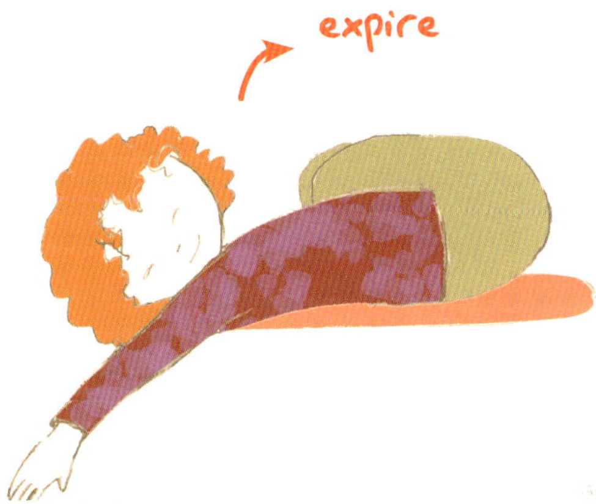

Méditation en automne

Assieds-toi en tailleur, le dos droit, les mains posées sur les cuisses.

Ferme les yeux. Inspire en te concentrant sur l'air qui entre et sort par tes narines.

Si des pensées s'invitent, n'y attache pas d'importance, reviens à ta respiration. Imagine que tu es dans un jardin ensoleillé.

Devant toi se tient une rose qui dégage un merveilleux parfum.

Respire-le, sens alors la paix et le calme prendre possession de toi.

Maintenant, inspire par le nez : la rose s'ouvre complètement ; souffle par la bouche : les pétales se referment délicatement.

Laisse-toi guider par cette rose aux couleurs douces qui s'ouvre et se referme.

Reste dans ce magnifique jardin, doucement les feuilles s'envolent, la rose se referme.

Ouvre alors les yeux, et étire-toi lentement.

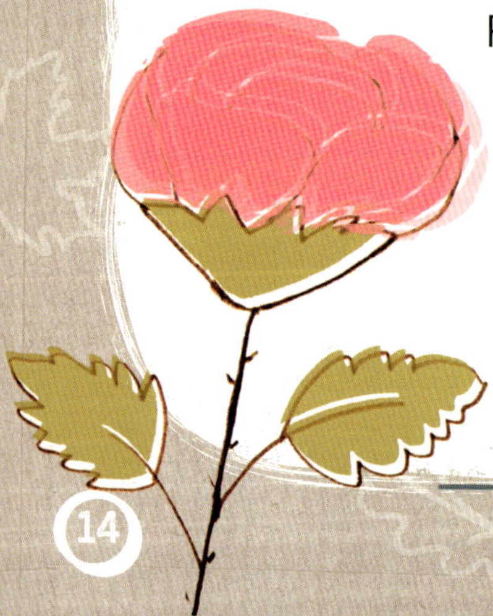

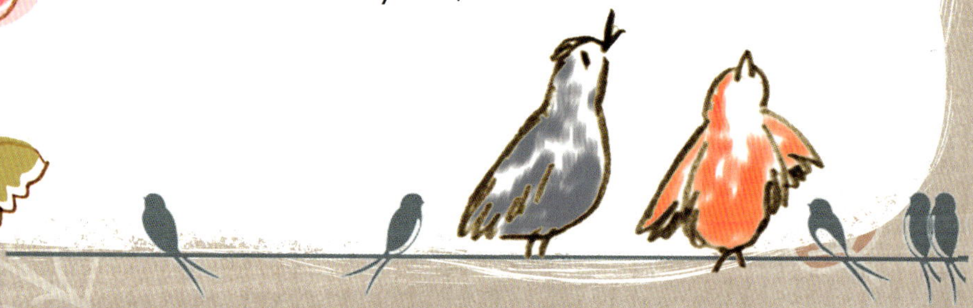

Méditation sur les couleurs de la nature

Promène-toi dans la nature, observe la profusion de couleurs et de nuances de l'automne : marron, rouge vif, doré, orangé.

Ramasse une feuille de chaque teinte.

À la maison, pose-les devant toi.

Regarde la feuille de couleur marron. Imagine que tes pieds sont des racines marron et que, pareil à un arbre, tu es solide.

Balance-toi de droite à gauche, comme sous l'effet du vent. Prends une feuille de couleur rouge, imagine que ce rouge te donne toute sa force, comme la sève à l'arbre.

Maintenant, intéresse-toi à la feuille orangée, sens comme cette teinte est joyeuse. Pense aux clémentines et aux oranges, comme elles pétillent, imagine que tu es un arbre qui produit ces fruits, sens leur odeur, leur goût sucré.

La dernière feuille est couleur or, vois comme elle est lumineuse, nourrie de soleil, imagine que tu en es paré, comme un feuillage qui brille au soleil de l'automne.

Tu te sens en paix, en harmonie.

L'HIVER

L'hiver commence en décembre
et se termine en février.

C'est quoi l'hiver ?

L'hiver est la saison au cours de laquelle la nature se repose.

La sève des arbres est au plus bas, les champs sont nus ; dans la montagne, la neige recouvre le paysage d'un manteau blanc…

Le froid est persistant, l'ours hiberne, le pelage du lapin ou du renard double de volume pour mieux les protéger.

Ce ralentissement général est indispensable pour favoriser l'arrivée du printemps et le renouvellement qui l'accompagne.

Mais l'hiver, c'est aussi la saison reine pour manger des amandes et des noisettes, faire des tartes aux pommes et aux poires !

Une saison de repos gourmande !

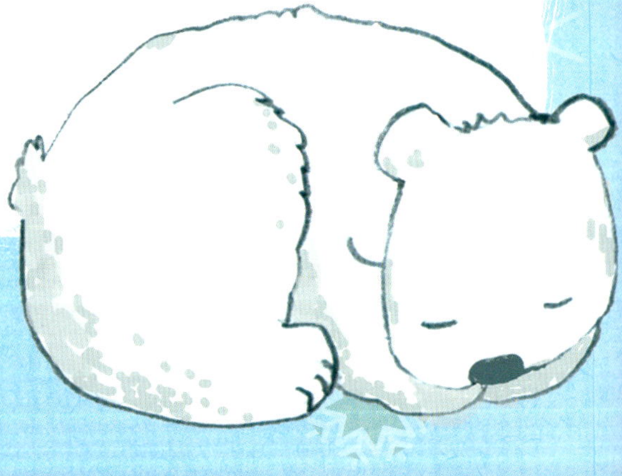

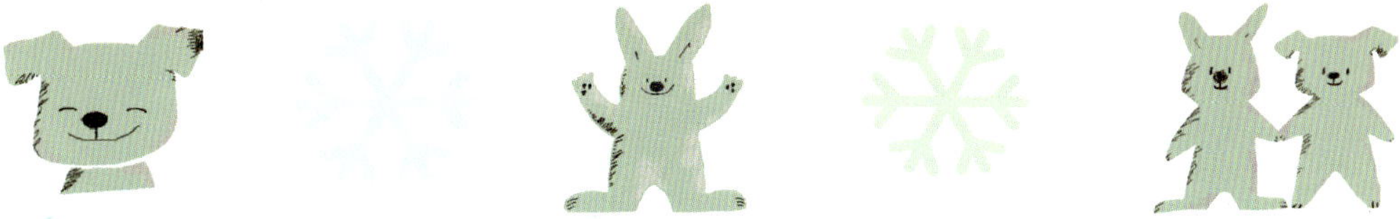

Les événements de la saison

En hiver, les nuits commencent tôt, parfois dès 17 heures.

De ce fait, tu bénéficies de moins de lumière naturelle, tu te fatigues plus vite, notamment en classe.

Le froid va te demander beaucoup de ressources et te rendre plus fébrile. C'est en hiver que les grippes font leur apparition, que l'on a les intestins plus fragiles. Il te faut être attentif à ce que tu manges et bien te couvrir !

On fête Noël le 25 décembre et le 31 décembre, on dit adieu à l'année qui s'achève !

Ensuite, sache que l'école va te demander beaucoup d'attention et de mémoire, il te faudra donc bien dormir.

Les vacances de février arriveront à point nommé pour bien récupérer.

L'hiver, c'est fête, repos et famille !

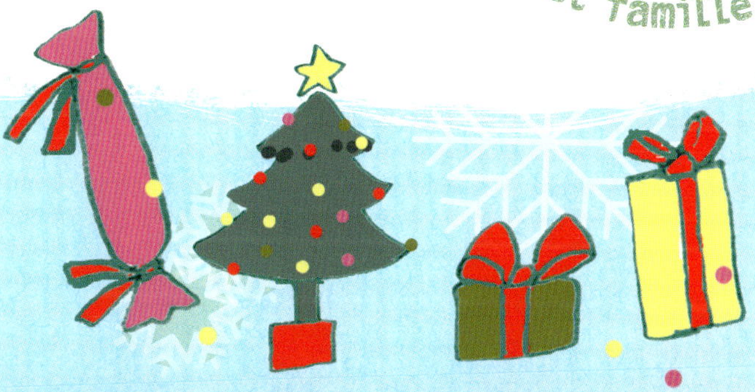

Les petits bobos de l'automne :
Comment te soigner naturellement

En hiver, le froid se pose sur tes poumons.

Des frissons et des maux de tête ? C'est une bonne grippe qui se met en place !

Pas de panique, elle sert aussi à nettoyer ton corps des toxines.

Favorise la vitamine C.

En hiver, elle se présente sous la forme de pastilles à croquer (acérola, cerises d'Amérique du Sud). En même temps, prends des gélules de ginseng et d'échinacée, qui vont te rendre plus résistant.

Des ampoules de cuivre et d'argent, à mélanger avec de l'eau, vont nettoyer tout ce qui est infectieux dans tes poumons. Bien sûr, si tu as de la fièvre, c'est le médecin qui t'aidera à la faire tomber.

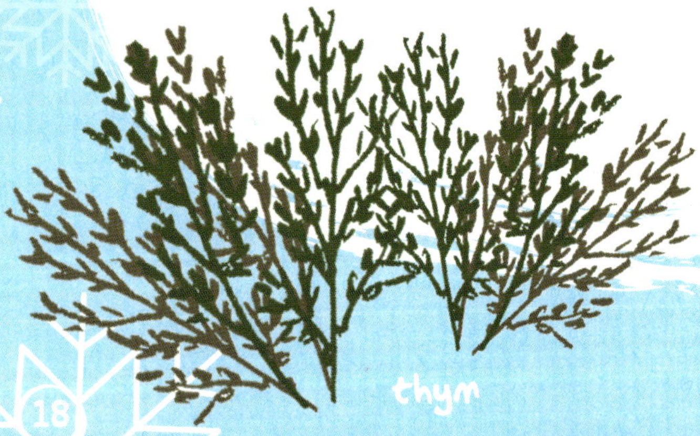

thym

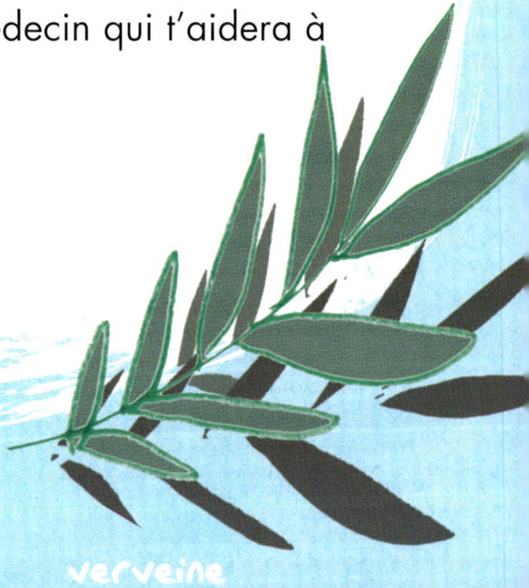

verveine

Si tu attrapes un rhume de temps à autre, fais des inhalations : dans un bol d'eau chaude, laisse infuser thym, citron, miel, feuilles de sureau…, respire par les narines le parfum chaud de cette tisane, cela te débouchera le nez.

Mais, surtout, lave-toi souvent les mains et, une fois utilisé, jette ton mouchoir en papier pour empêcher les microbes de circuler !

À Noël, si tu abuses des desserts et des bonbons, voilà comment tu peux éviter d'avoir une crise de foie ou les intestins en compote : avale un mélange de jus de citron et de baies de genièvre, mange des tranches de gingembre confit, des artichauts et du radis noir, cela t'aidera à bien digérer.

De même, les tisanes de menthe et de verveine te soulageront.

Mange un peu de tout, mais avec bon sens, et fais du sport pour éliminer, c'est encore la meilleure formule pour rester en pleine forme en hiver !

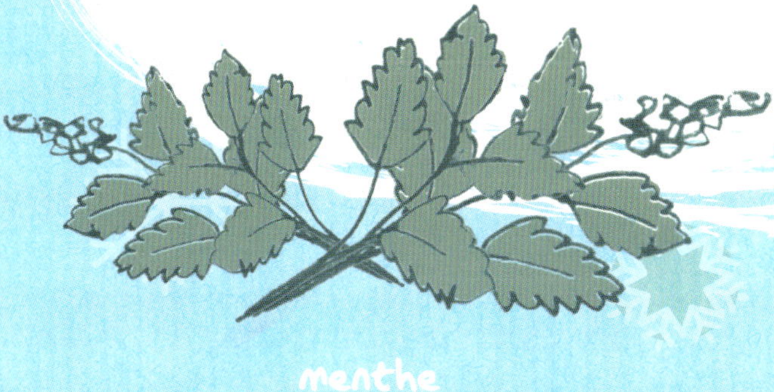

menthe

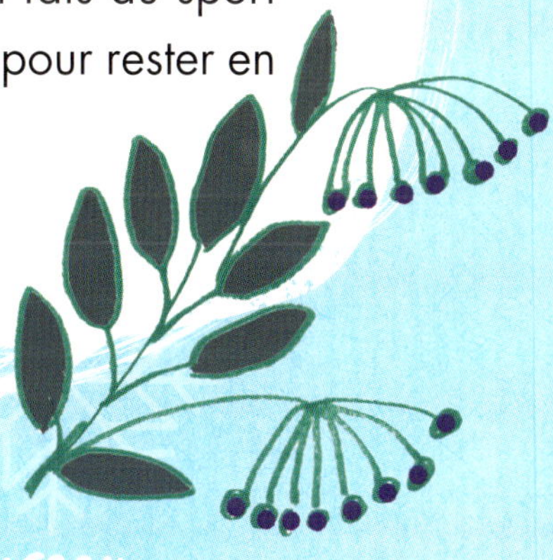

sureau

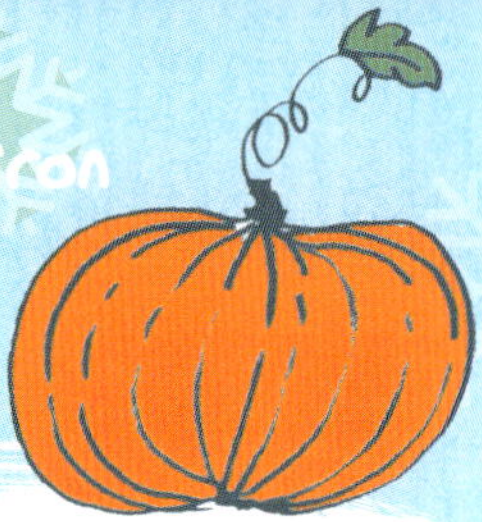

Les aliments du bien-être de la saison

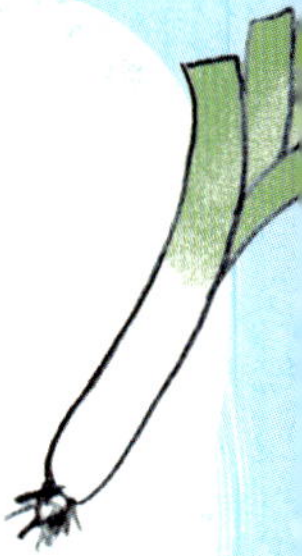

Pamplemousses, mangues, ananas, poires… Que de soleil et de vitamines dans les fruits !

Des tartes aux poireaux et au chèvre, des gratins de courgettes et de pommes de terre avec une salade d'endives feront des repas complets !

C'est le moment des fondues au fromage ou au chocolat ! Les soupes au potiron ou aux oignons vont te combler !

Amandes et noisettes à volonté !

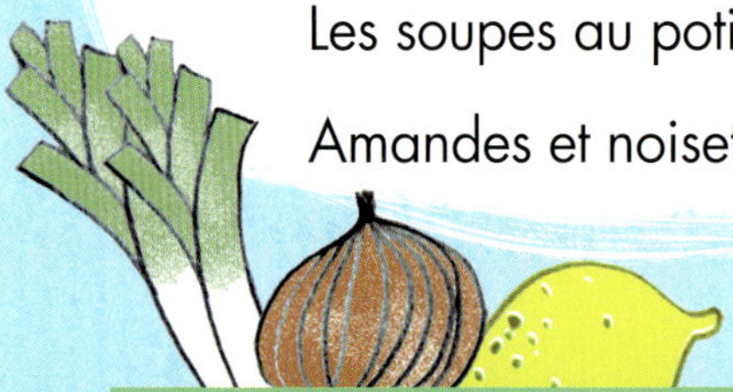

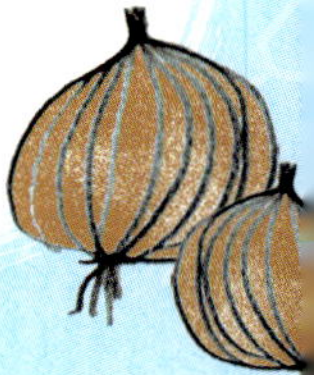

Les vitamines et minéraux : vedettes de la saison

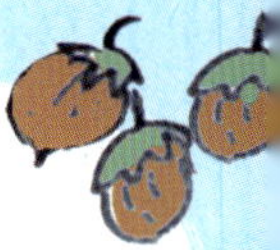

Avec le manque de soleil, ton organisme a besoin de l'alliance vitamine D (hareng, foie de morue…) et vitamine C (pamplemousse, citron…) pour rester en pleine forme !

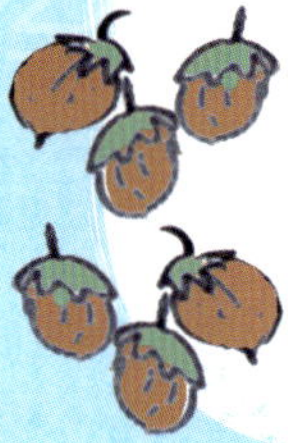

Le calcium pour ta croissance, tu le trouveras dans le tofou, l'emmental, les sardines…

N'oublie pas le fer et le zinc pour bien résister au froid (cresson, crabes, bigorneaux…).

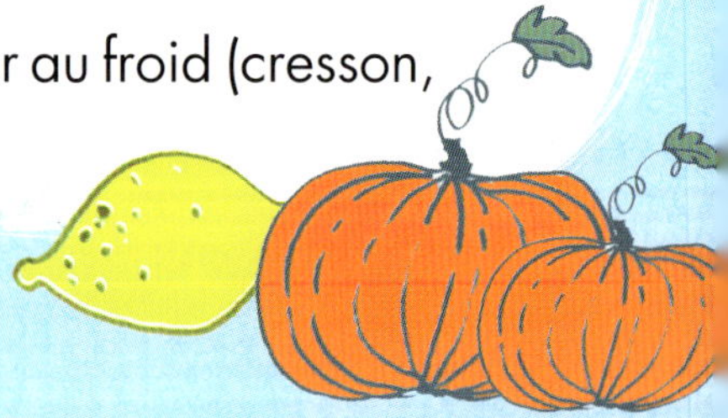

Petit déjeuner de saison

Jus de pamplemousse, müesli d'hiver avec fruits rouges séchés et lait d'amandes.

Des bonnes dattes, des amandes, des raisins secs, et tu es paré pour la matinée !

Astuce contre la fatigue

Le mendiant est un mélange (comme une pâte) de morceaux de figues, d'amandes, de noix, de dattes et de pruneaux, facile à faire soi-même ! C'est un vrai concentré de vitamines et de minéraux, un casse-croûte parfait et savoureux !

D'autre part, si tu es fatigué, mets une goutte d'huile essentielle d'épinette noire sur chacun de tes poings, penche-toi, et masse-toi les reins doucement.

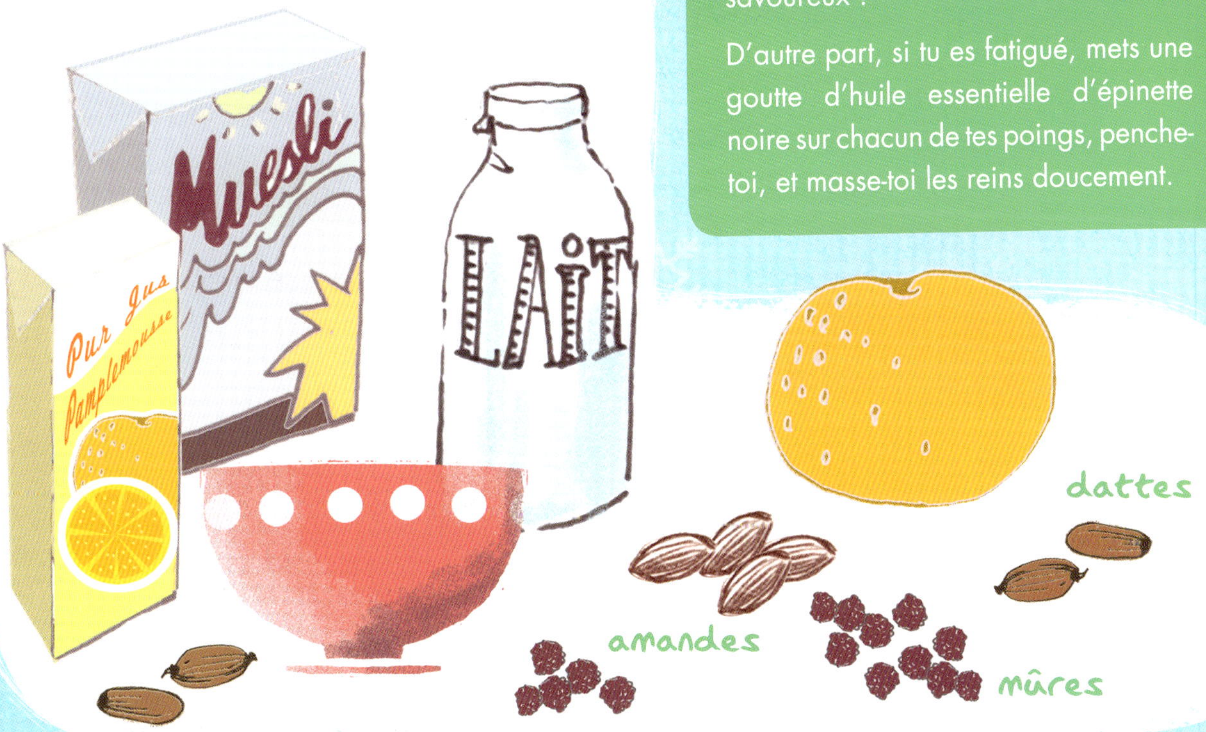

Le sommeil : comment bien t'endormir

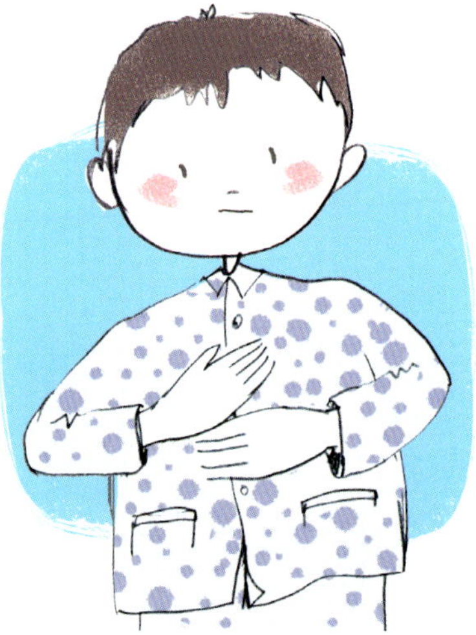

Allongé, frotte-toi les paumes, puis passe-les sur le visage. Tu en sentiras la chaleur.

Pose la paume gauche bien chaude sur le centre de ta poitrine, et la droite sur ton plexus solaire.

Garde les mains ainsi, inspire par le nez en gonflant le ventre et expire par la bouche longuement en le rentrant, tout en fermant les yeux.

En même temps que tu inspires, pense que tu es sur un nuage brillant dans le ciel étoilé ; quand tu souffles, imagine que ta respiration t'emmène voyager pour retrouver tes copains, près de la Voie lactée.

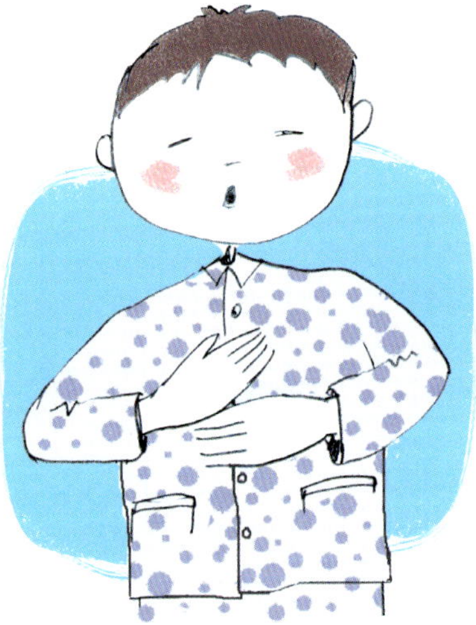

Mudra

Forme avec le pouce et l'index de la main gauche un cercle ; fais la même chose avec l'autre main.

Passe le cercle de la main droite dans celui de la main gauche, joins les autres doigts, puis progresse en défaisant le tout.

Ensuite, entrelace tous les doigts et laisse uniquement en contact les annulaires.

Respire tranquillement en fermant les yeux.

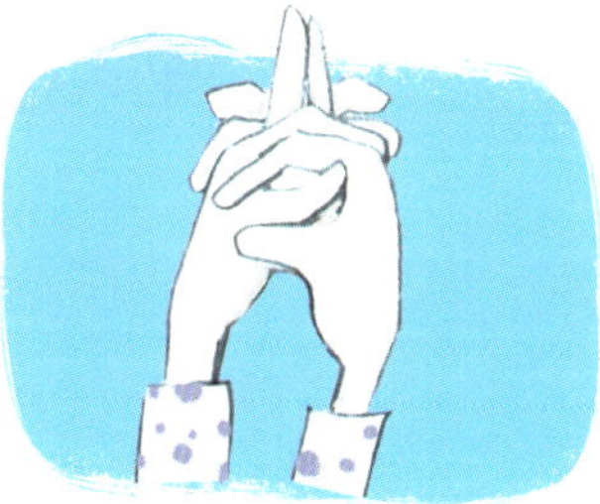

Les pensées positives de l'hiver

« Quand je suis heureux, il n'y a pas de différence entre l'hiver et l'été. »

« La saison de l'hiver est celle où je profite du silence de la nature pour me reposer et du froid pour me rendre plus fort et plus résistant. »

« Si le soleil n'est pas autour de moi, il brille en moi ! »

« C'est en hiver que je pense aux graines que je planterai au printemps. »

Pour rester concentré

Trace un grand cercle, puis un moyen à l'intérieur, enfin un dernier, le plus petit, au centre.

Divise en quatre le grand cercle. Commence à dessiner un motif dans chaque quart, par exemple, un ballon, un carré, un arbre, un chapeau.

Colorie ensuite uniquement ce qui est à l'intérieur du premier cercle, puis du deuxième, et termine par le plus petit. À partir de ce modèle, construis d'autres mandalas de concentration.

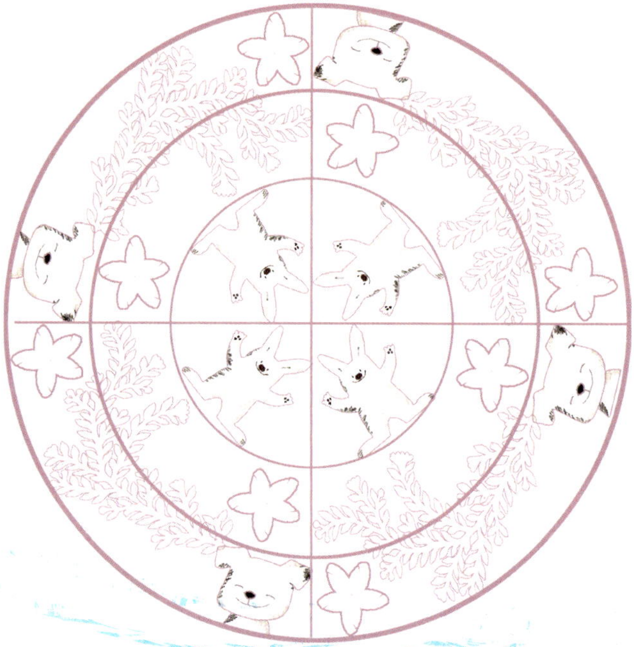

Pour se relaxer à la maison ou dans la nature

Allonge-toi sur le sol, genoux pliés, bras tendus et paumes bien à plat.

Prends appui sur les bras et les pieds, et en inspirant lève doucement le bassin ; expire en le reposant très doucement. Fais cela trois fois.

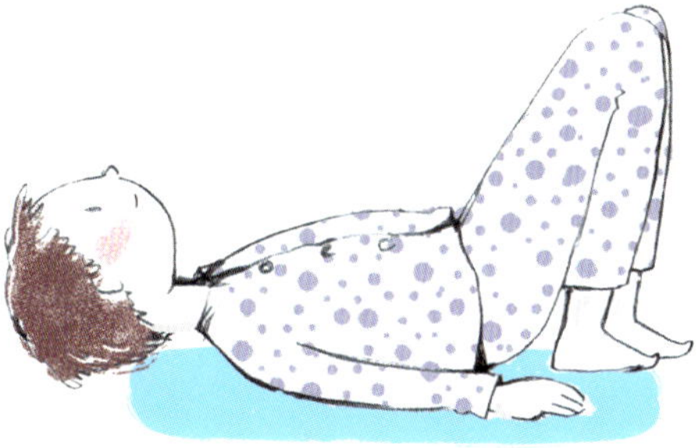

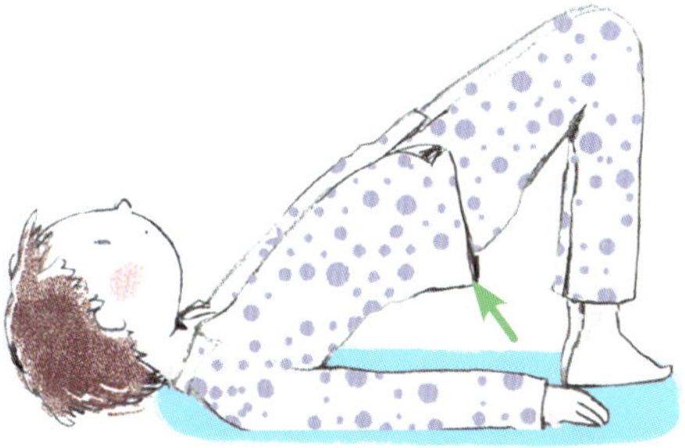

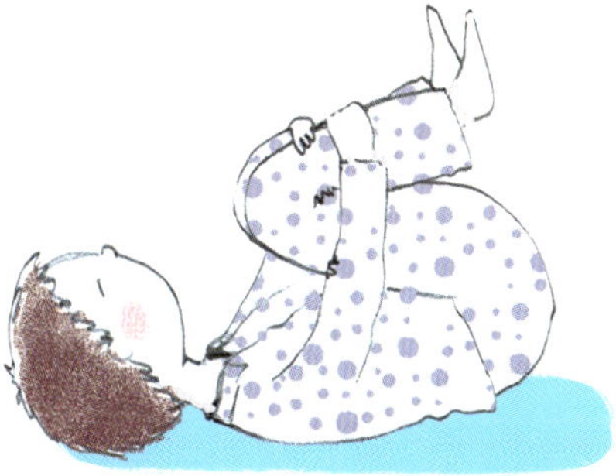

Toujours allongé, remonte les genoux et prends-les dans tes bras, joue au cheval à bascule en respirant très calmement.

Enfin, reste allongé en gonflant le ventre quand tu inspires et en le rentrant quand tu souffles.

Méditation en hiver

Marche dans la forêt.

Peu à peu, n'écoute que le silence. Ne parle pas, ne pense à rien de particulier, concentre-toi uniquement sur les sons des alentours.

D'abord, les plus proches : le bruit de tes pas, le craquement d'une branche.

Puis les plus lointains : le son des cloches, le vent. Tu t'aperçois alors que le silence est rempli de sons, de bruits. Maintenant, tout en écoutant, marche en arrière, sans tourner la tête, pendant trente secondes. Cela t'oblige à regarder vers le ciel, à être sûr de toi. Et tu t'aperçois que d'autres sons se font entendre : des oiseaux, des bûcherons qui coupent du bois.

Alors repars en avant et reste encore plus attentif aux sons environnants : le bruit d'un ruisseau, le grincement d'un arbre qui penche sous le vent.

Alterne plusieurs fois marche en arrière et marche en avant, d'autres sons attendent d'être perceptibles.

Méditation sur les couleurs de la nature

Assieds-toi, le dos droit et les mains posées l'une sur l'autre contre le ventre.

Ferme les yeux et respire doucement par le nez.

Imagine que tu contemples un immense champ de neige tout blanc, doux, poudreux.

Dans ce champ, tu aperçois un lac argenté qui brille sous le soleil.

Observe comme il est calme. Les rayons du soleil jouent avec l'eau, et quelques oiseaux s'envolent dans le ciel.

Juste derrière le lac, tu aperçois une immense montagne qui monte très haut dans le ciel.

Comme le ciel est tout bleu, cette montagne aux sommets enneigés te paraît infranchissable, rassurante, comme si elle te protégeait.

Alors, à chaque fois que tu inspires par le nez, prends un peu en toi de la paix de cette montagne, de ce sentiment de calme qu'elle évoque, de douceur et de tranquillité.

Le champ, le lac, la montagne : cette image te permet d'être en paix et en sécurité.

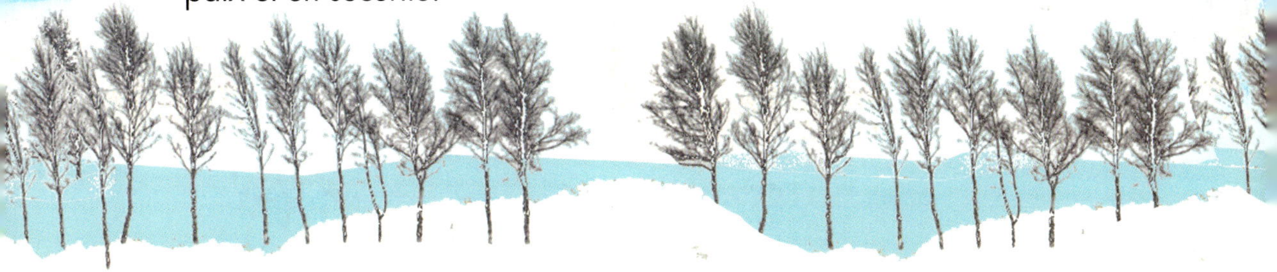

LE PRINTEMPS

Le printemps commence en mars et se termine en juin.

C'est quoi le printemps ?

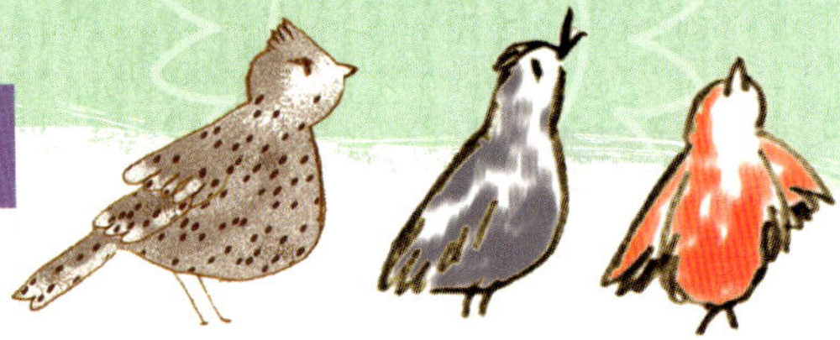

Le printemps est la saison du renouveau et de la croissance.

Dans la nature, la terre est prête à recevoir toutes les semences qui donneront, quelques mois plus tard, céréales, fruits et légumes.

Les oiseaux migrateurs tels que les hirondelles et les rossignols reviennent dans les jardins, l'alouette enchante nos campagnes, les chevreuils peuplent les forêts...

La sève des arbres remonte des racines vers la cime, qui se pare de feuilles et de fleurs.

C'est aussi le temps des premières cerises, de la fonte des neiges, qui fait gonfler les rivières, et des naissances chez les animaux...

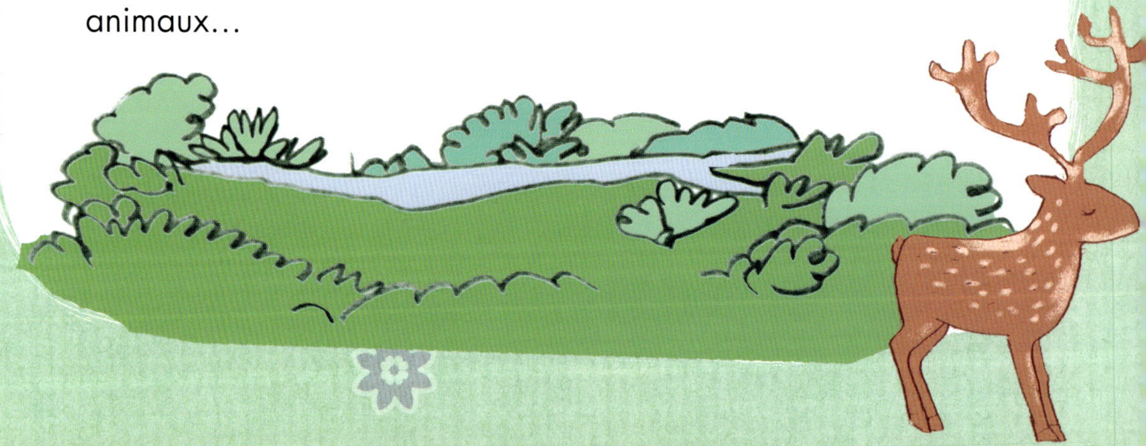

Les événements de la saison

Au printemps, tu récupères une heure de soleil en plus !

Cela va te donner plus d'entrain et de joie !

À l'école, il s'agit d'un trimestre important, celui où il te faut pousser à fond ton apprentissage, car c'est le moment où se décide le passage en classe supérieure, sinon il te sera difficile de rattraper un trop grand retard !

Alors profite de l'énergie du printemps, notamment pendant les vacances de Pâques, pour sortir dans la nature : promenades à vélo, sport, découverte des forêts

Tout l'oxygène dont tu vas profiter t'aidera à bien dormir et te permettra d'être beaucoup plus attentif en classe !

Le printemps c'est le retour du tonus et des balades en pleine nature !

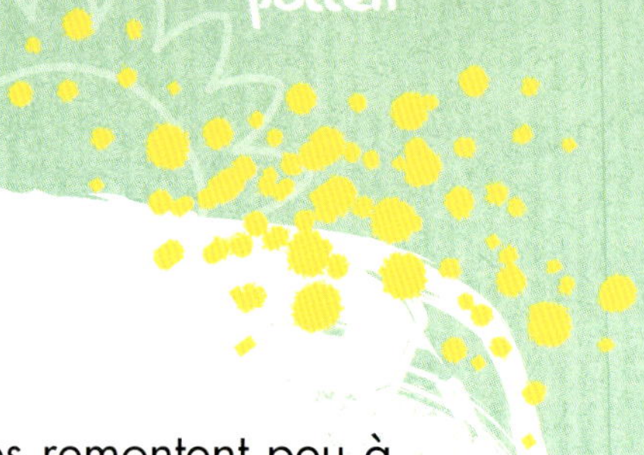

Les petits bobos du printemps : Comment te soigner naturellement

Avec le retour du printemps, les températures remontent peu à peu : c'est le moment où naissent de petits insectes qui adorent t'embêter !

Les tiques, par exemple : ces bestioles s'accrochent en haut des herbes sauvages et viennent te mordiller les mollets.

Mais pas de panique ! Si tu es victime d'un de ces acariens, verse, sur un petit bout de coton, quelques gouttes d'alcool modifié, approche-le de la tique, cela l'endormira. Tu pourras alors, sans problème, avec une pince à épiler, la décrocher puis te nettoyer la peau.

Dans le gazon tondu, il y a des aoûtats dont les piqûres te donneront des boutons. Applique alors sur ceux-ci un coton imbibé de quelques gouttes d'huile essentielle de lavandin et d'arbre à thé, cela te soulagera !

Et puis tu auras peut-être des allergies, dues aux pollens qui se dispersent dans la nature (c'est le rhume des foins).

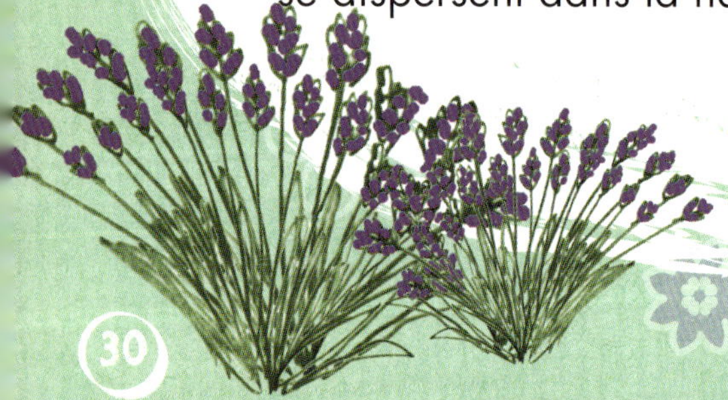

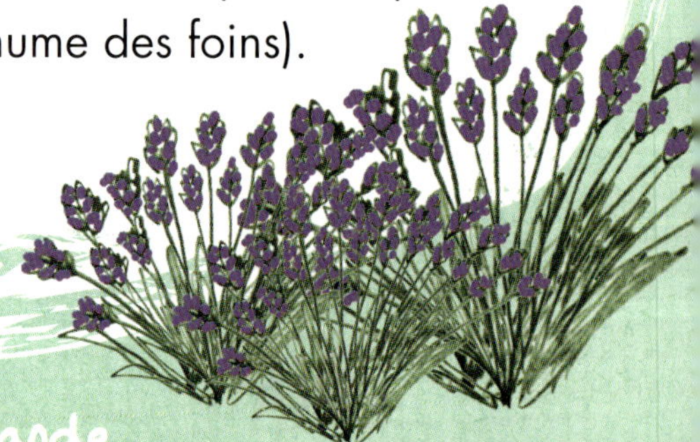

thym

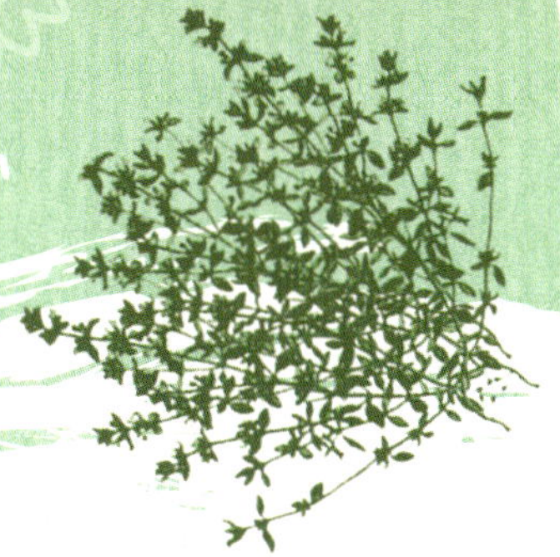

Voici ce que tu peux faire, si tu as le nez qui coule : grâce à un diffuseur, répands dans ta chambre, deux fois par jour pendant quelques minutes, un mélange d'huile essentielle d'eucalyptus et de thym.

Récupère un vaporisateur dans lequel tu mettras un peu d'eau tiède et quelques pincées de sel, envoie une pression dans chaque narine pour la nettoyer. Tu peux aussi te soigner grâce à l'homéopathie en faisant fondre sous ta langue des granules de Pollens 30ch®.

Par contre, vois un médecin, si cela revient à chaque printemps.

Prends l'habitude de nettoyer ton matelas et les sols ; des acariens, nocifs pour tes poumons, peuvent s'y trouver.

Si tes yeux sont très irrités, utilise des petites compresses d'eau florale de bleuet et mets quelques gouttes de collyre dans chaque œil.

bleuet

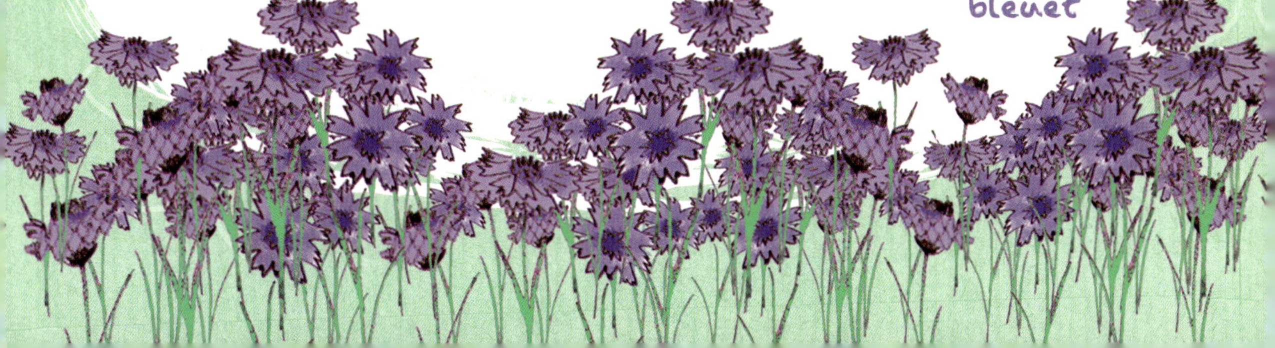

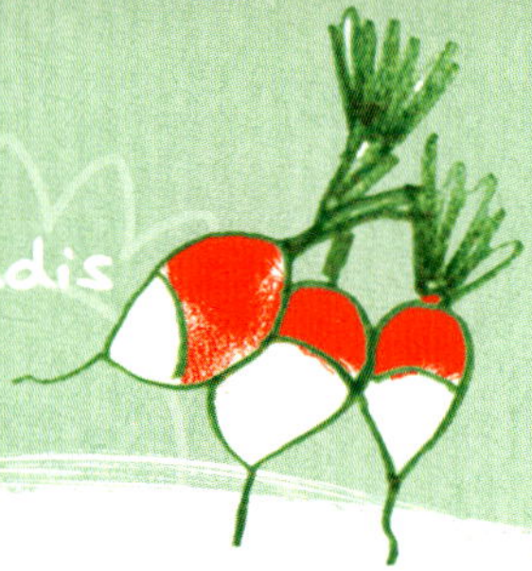

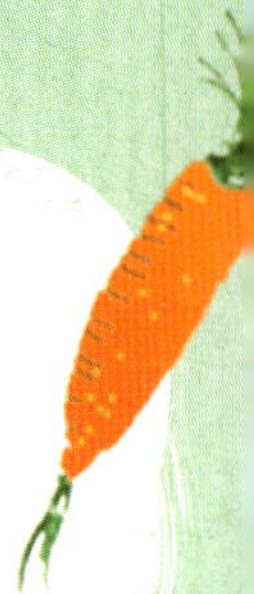

Les aliments du bien-être de la saison

Radis et concombres au sel, haricots verts crus, betteraves et petits pois, carottes râpées et pissenlits, gratins d'asperges au comté avec des pâtes à l'épeautre, pommes de terre au four, fromages de chèvre et de brebis, salades de fruits rouges avec cerises, fraises et pommes.

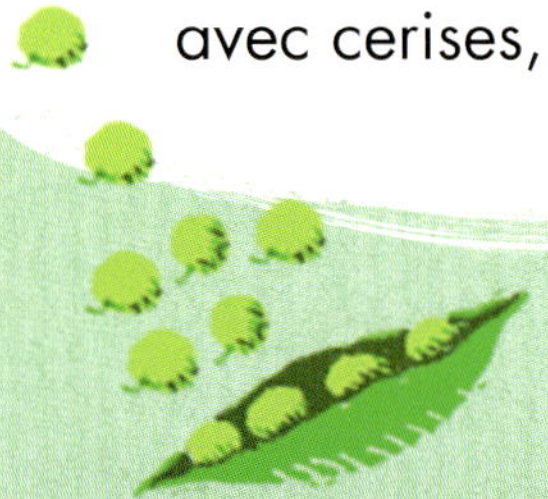

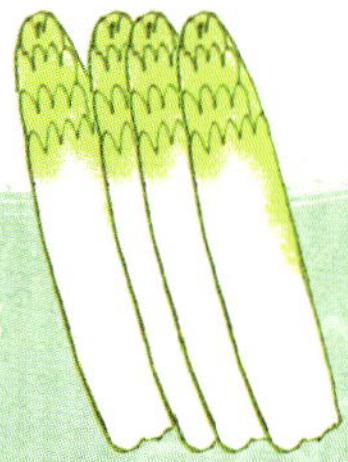

Les vitamines et minéraux : vedettes de la saison

Les vitamines A vont te donner une belle peau (carotte, thon, roquefort...), la vitamine B est primordiale pour ton système nerveux (germes de blé, jambon cru, banane...), la vitamine K t'aidera à bien récupérer (orge, concombre...).

Fais aussi la part belle aux fraises, aux oignons et aux épinards...

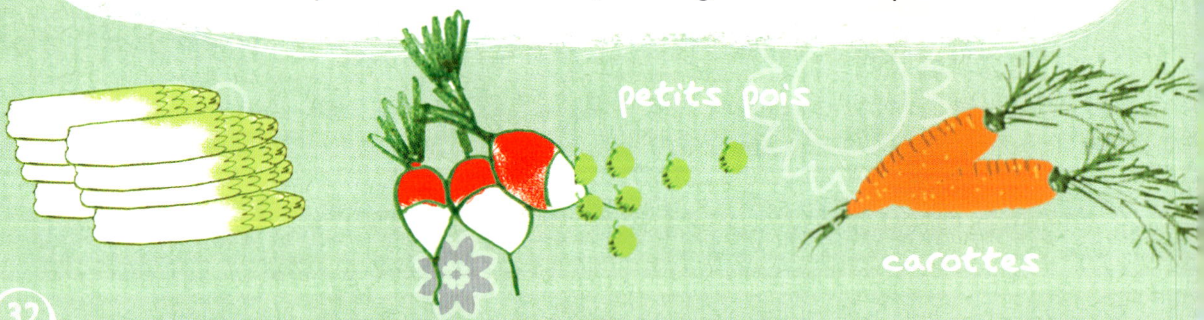

Petit déjeuner de saison

Chocolat chaud au lait bio, brioche aux raisins secs, banane et dattes.

À la fin du mois de mai, une bonne poignée de cerises.

Tu peux également préparer un smoothie : mélange du lait de soja, des fraises et des bananes, ajoute une cuillère à café de miel !

Astuce contre la fatigue

Joue au petit train respiratoire.

Amuse-toi à inspirer à un rythme de plus en plus rapide, à souffler très vite, tout en piétinant (comme si tu courais sur place).

Termine en inspirant et en ouvrant grand les bras, puis souffle lentement (fais l'ensemble trois fois).

Tu seras ainsi plein d'énergie !

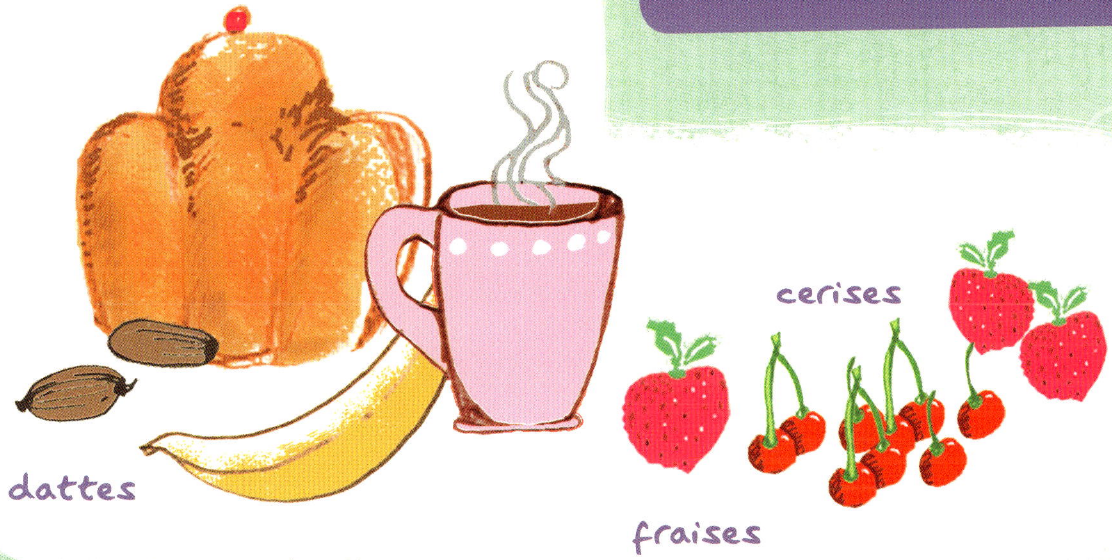

La salutation au soleil

Suis bien les indications et les respirations proposées.

Fait régulièrement, ce mouvement t'apportera force et joie et tu seras dans un état d'esprit positif et détendu !

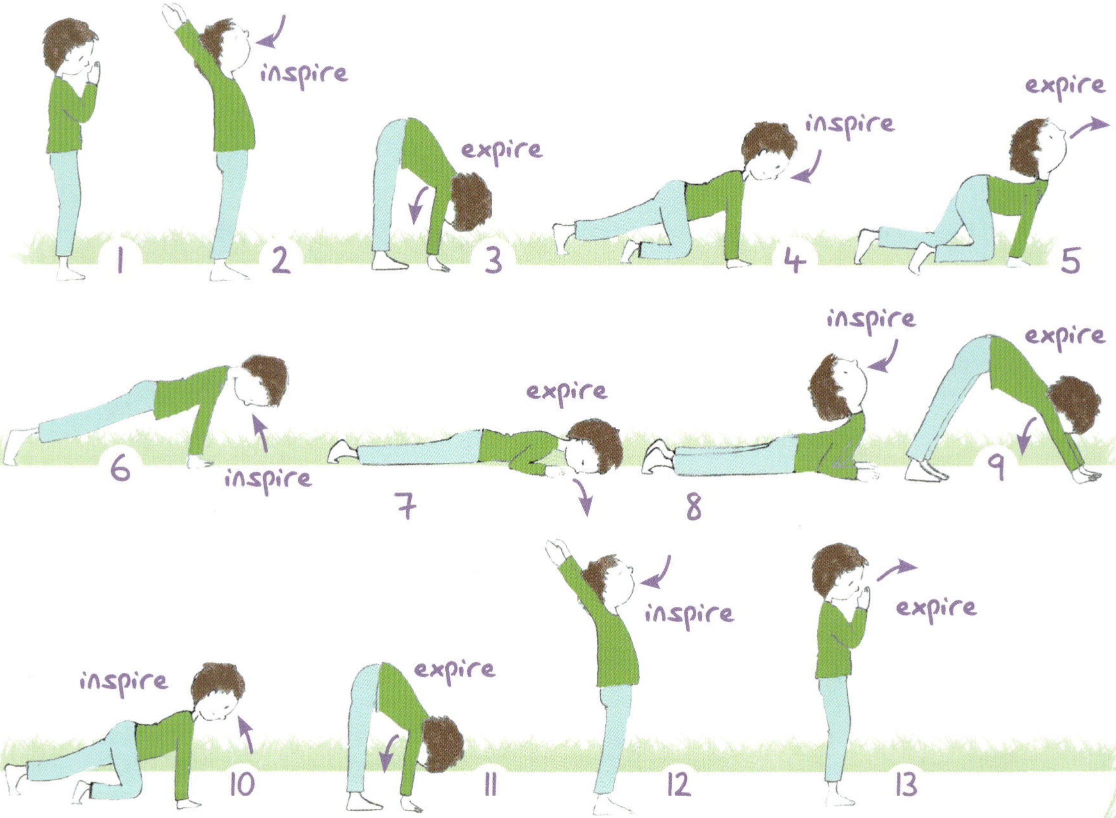

Mudra

Paumes jointes devant toi, entrelace les doigts mais en laissant les pouces et les index se toucher.

Respire calmement, les yeux fermés, afin de te détendre.

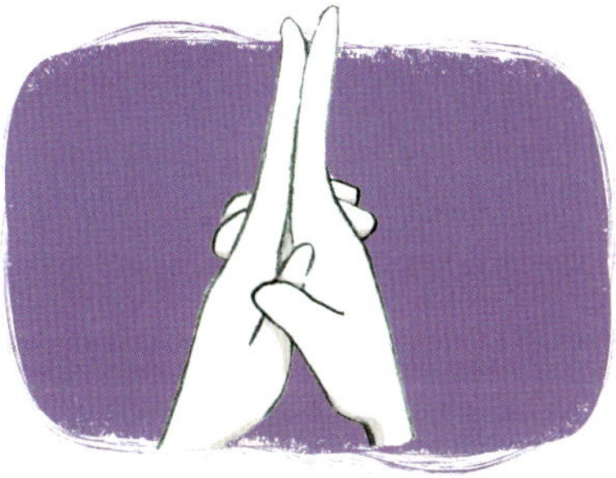

Les pensées positives du printemps

« Sourire est comme le pollen des fleurs, avec le vent, il fait naître d'autres fleurs du sourire. »

« J'apprends à aimer tous les gens car ils font, comme moi, partie du même jardin. »

« Je grandis chaque jour et je deviens fort comme un arbre. »

« Je sème de bonnes graines, car tout ce que je sème aujourd'hui, je le récolterai demain ! »

Pour rester concentré

Le dos droit, inspire par le nez en tournant la tête vers la droite (la tête, pas le buste !) puis reviens au centre en soufflant.

Fais de même vers la gauche, puis tête en arrière, et enfin menton baissé vers la gorge.

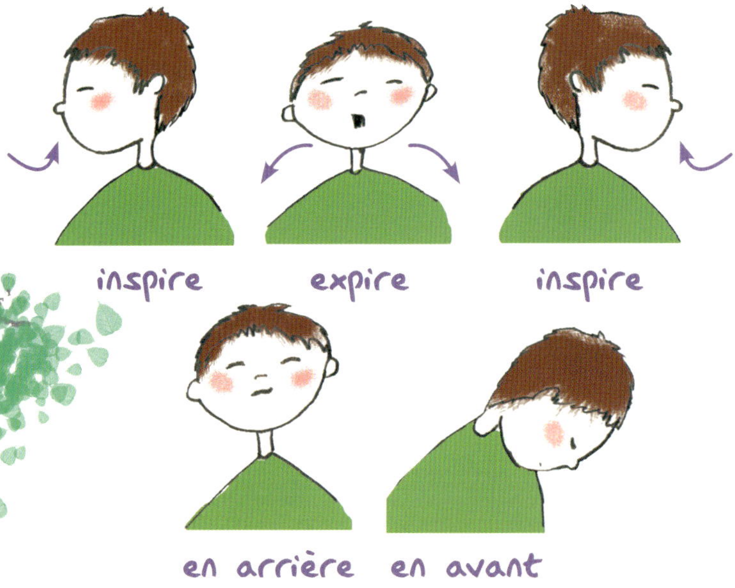

Ensuite, dessine le signe 8 de l'infini (un huit couché) sur une grande feuille. Place-la face à toi.

Avec les yeux, suis le trait du 8 dans un sens, puis dans l'autre, très lentement.

Pour se relaxer à la maison ou dans la nature

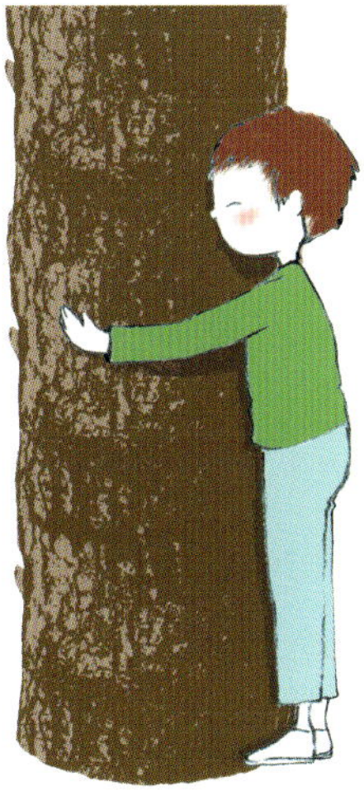
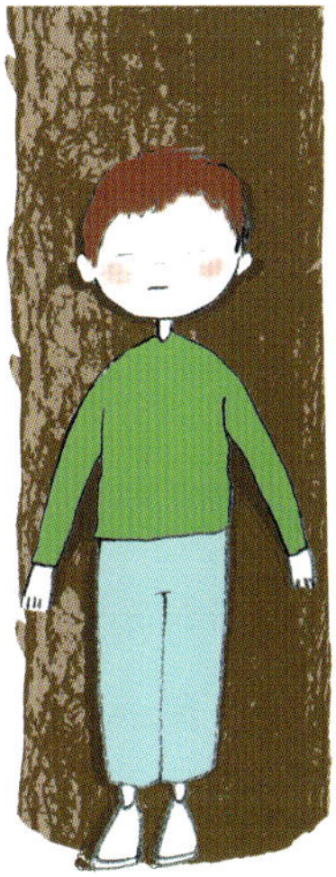

Prends un arbre dans les bras, appuie le front contre le tronc, ferme les yeux.

Les paumes ouvertes, sens le rugueux de l'écorce, et respire doucement, en paix.

Ensuite, adosse-toi au tronc, et favorise de longues expirations afin de bien te détendre.

Puis imagine, en inspirant, que ta colonne devient toute chaude, comme si l'énergie t'était donnée par l'arbre !

À chaque fois que tu souffles, tu te sens plus reposé.

À la fin, frotte-toi les paumes et passe-les sur tout le visage.

Tu en sentiras la chaleur qui s'en dégage… cadeau de l'arbre !

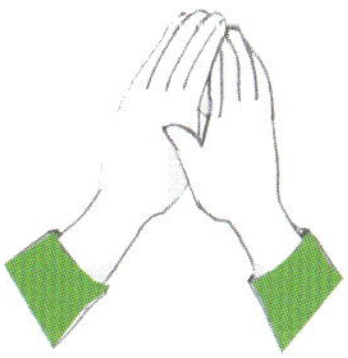

chauffe tes mains

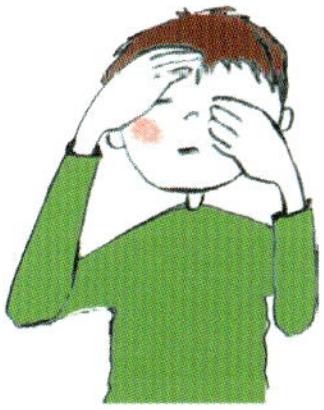

passe cette chaleur sur ton visage

Méditation au printemps

Assieds-toi et respire tranquillement, les yeux fermés. Imagine, devant toi, un champ qui vient d'être semé.

Il fait déjà doux, tu sens une légère brise te caresser les cheveux, le visage. Tu es en paix, tu es calme.

En regardant la terre, imagine cette fois qu'une toute petite pousse d'herbe verte commence à germer.

Inspire par le nez, la pousse d'herbe grandit, vois comme à chaque inspiration elle sort de terre et se développe.

Petit à petit, au fur et à mesure de tes inspirations et de tes respirations, la pousse verte devient une belle tige dorée à l'extrémité de laquelle une grappe de petites graines jaunes apparaît.

Progressivement, cela devient un épi de blé, et tout autour de celui-ci se dessine un grand champ de blé, qui brille au soleil !

Profite de ce calme, de cette étendue lumineuse, du vent doux et repose-toi quelques instants.

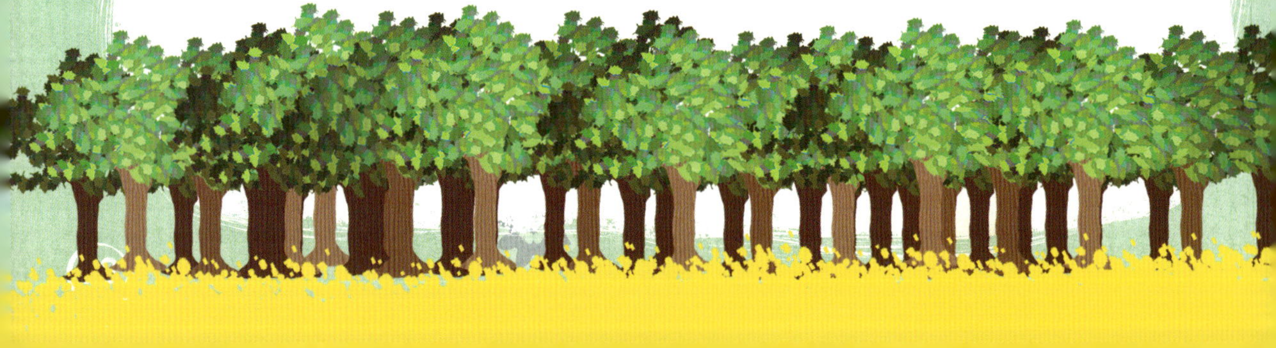

Méditation sur les couleurs de la nature

Marche devant un champ de colza, en respirant calmement, puis arrête-toi face à lui.

Laisse tes yeux se remplir de la couleur jaune du colza.

Promène ton regard, tu n'aperçois que du jaune. C'est un jaune presque brillant, qui est joyeux. Ferme les yeux cinq secondes et ouvre-les de nouveau pendant le même laps de temps.

Recommence plusieurs fois, vois comme le jaune est partout autour de toi, imagine que cette couleur entre dans ton corps, et sens alors comme tu es en pleine forme.

Reprends ta marche, et arrête-toi devant une forêt toute verte.

Plonge les yeux dans la couleur verte, sens comme cette teinte est douce, tendre.

Ferme de nouveau les yeux cinq secondes puis ouvre-les, fais cela trois fois. En inspirant, toute la couleur verte entre en toi.

Tu te sens détendu, doux, souriant. Et tu repars te promener.

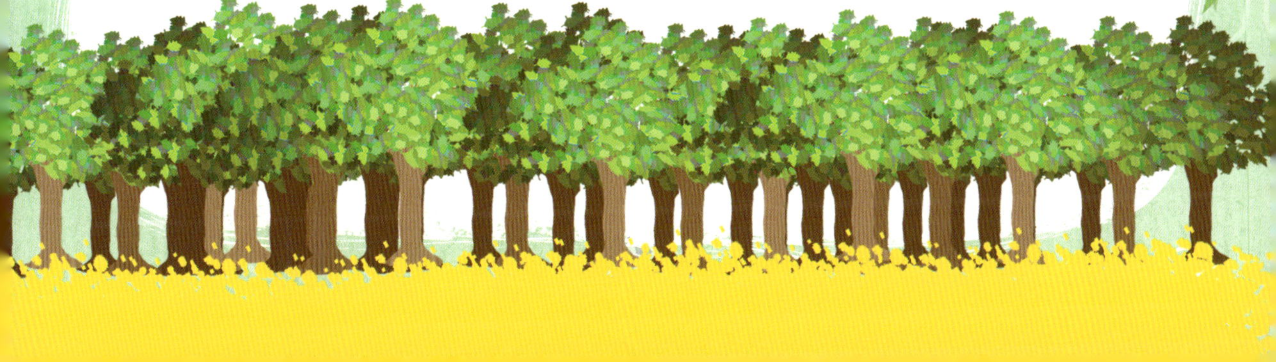

L'ÉTÉ

L'été commence en juin et se termine en septembre.

C'est quoi l'été ?

L'été est la saison de l'accomplissement et de la maturité. Les récoltes des céréales commencent, les fruits abondent, les arbres et les arbustes terminent leur croissance annuelle ; dans les forêts, oiseaux et autres animaux élèvent leurs petits.

Comme les jours sont plus longs et que le soleil est à son zénith, il est facile de prévoir de nombreuses activités extérieures, quel que soit le lieu !

Au cours des soirées d'été, on peut admirer l'extraordinaire Voie lactée, assister à des concerts sonores au bord des lacs, participer à des fêtes où l'on profite de la douceur du soir pour rencontrer des gens.

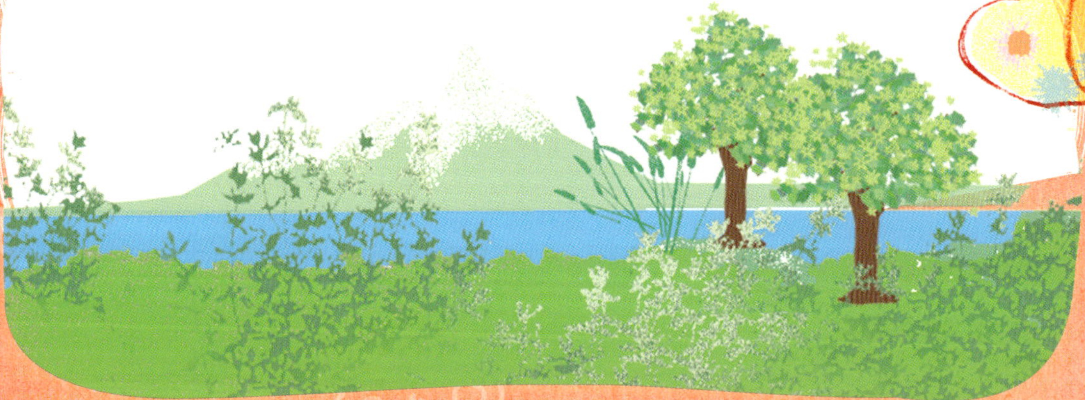

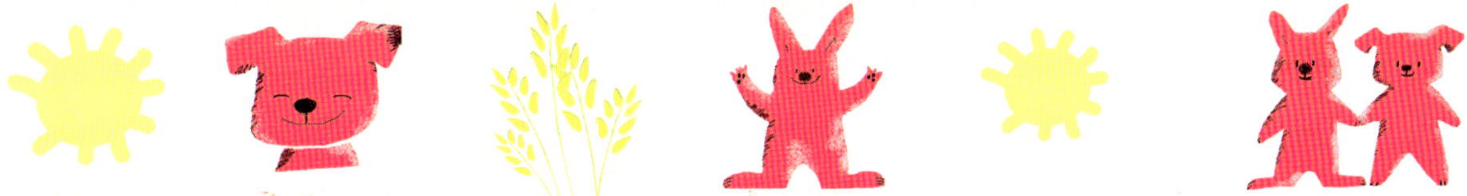

Les événements de la saison

Le 21 juin, officiellement le premier jour de l'été et le plus long de l'année, est aussi la date de la fête de la musique, dans de nombreux pays.

Début juillet, c'est la fin de l'année scolaire, et tu sais si tu vas passer en classe supérieure ou non ! Cela veut dire aussi que tu as pratiquement deux mois ensuite pour te reposer, découvrir la nature, rencontrer des gens et partir en vacances ! C'est un moment privilégié entre tes parents et toi !

Le 14 juillet, on organise des feux d'artifice et des bals dans toutes les villes et tous les villages de France.

Ensuite commencent les moissons. Et, dès le 20 août, il faut se concentrer sur la rentrée scolaire et prendre de bonnes résolutions, afin que les expériences passées te servent à ne pas renouveler les mêmes erreurs en septembre !

L'été est magique !

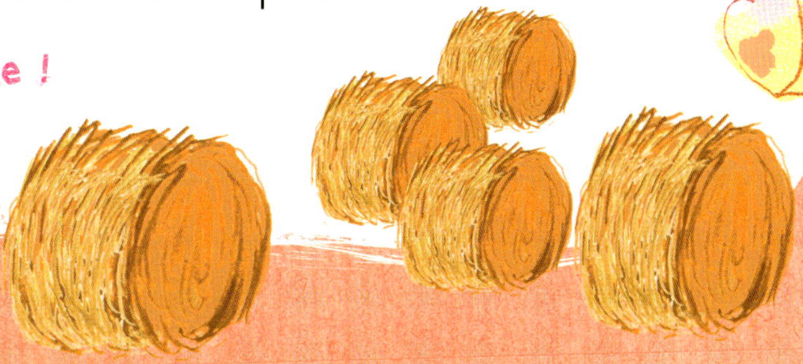

Les petits bobos de l'été : Comment te soigner naturellement

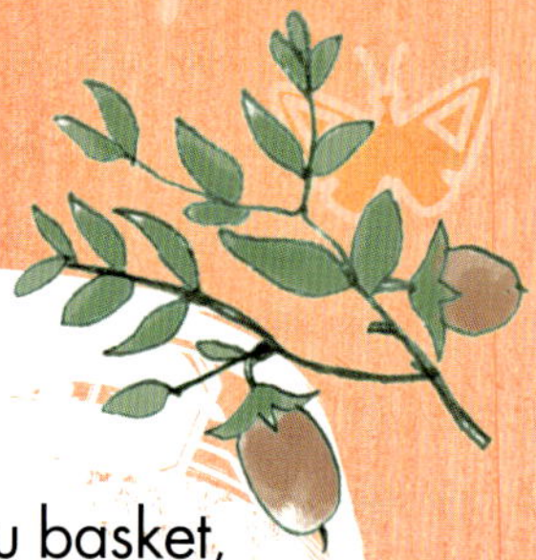

Avec le beau temps, tu pourras faire du foot, du vélo, du basket, de la marche à pied ou du jogging, et, du fait de la chaleur, ton envie sera grande de faire toutes ces activités sans chaussettes. Alors, attention aux ampoules !

Pour les soigner, désinfecte-les en mettant tout autour du mercurochrome ; recouvre-les ensuite d'un pansement à base d'Aloe vera, cela facilitera la cicatrisation. Après, rien ne t'empêchera de continuer à faire du sport.

Par contre, le fait de vivre en short ou en maillot de bain t'exposera aux piqûres de moustiques. Première chose à savoir : évite de te gratter !

Ensuite, applique un peu d'argile (poudre et mélange d'eau), ou une compresse de coton avec du vinaigre de cidre, sur l'endroit où tu as été piqué. Cela te soulagera rapidement.

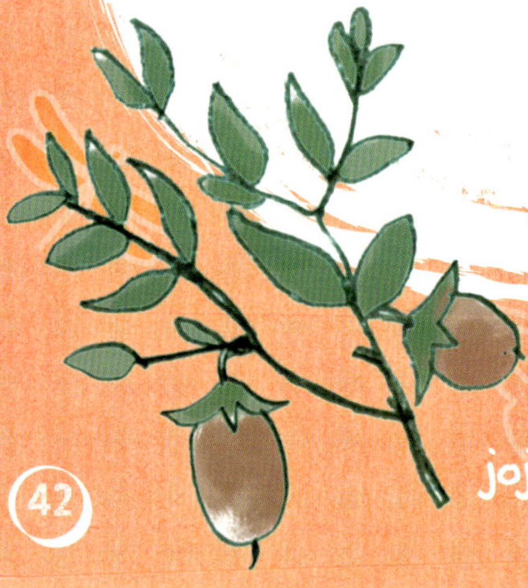

jojoba

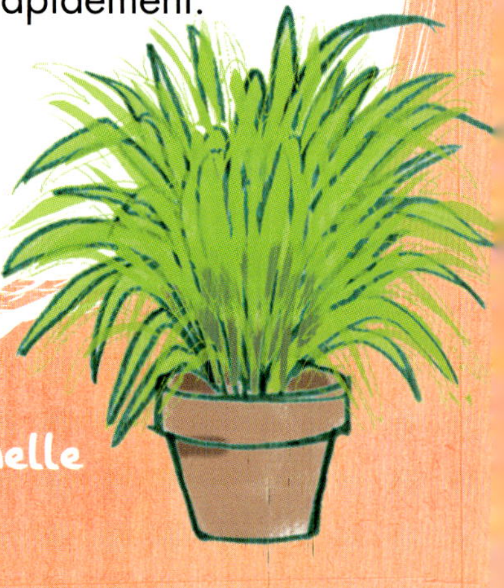

citronelle

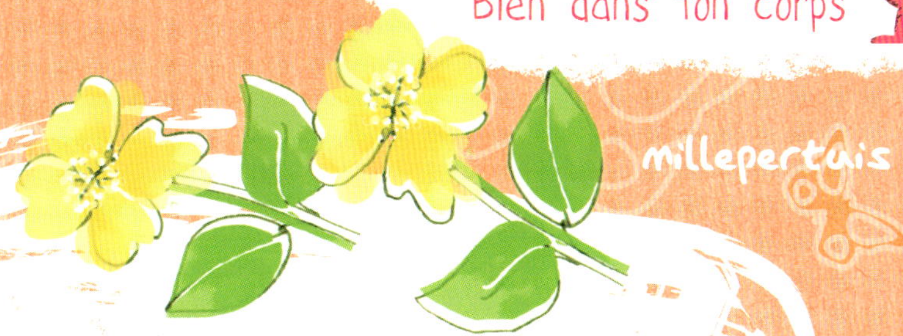

La nuit, pour éloigner les moustiques, dépose des plants de citronnelle sur le rebord de ta fenêtre, ou imprègne un mouchoir de trois gouttes d'huile essentielle de cette plante. Ces insectes n'en supportent pas l'odeur !

N'oublie pas non plus que le soleil peut te brûler la peau, si tu ne t'en prémunis pas !

Des crèmes solaires naturelles à base d'huile de jojoba, de vitamine E, de zinc et de fer te protégeront.

En cas de coup de soleil, enduis-toi de produits naturels à base de calendula ou d'huile de millepertuis, cela facilitera la reconstruction de la peau.

Surtout, n'ignore pas les lunettes de soleil, principalement à la mer et à la montagne. Tes yeux sont très fragiles !

Le soleil est ton ami, mais il ne faut pas abuser de ses rayons !

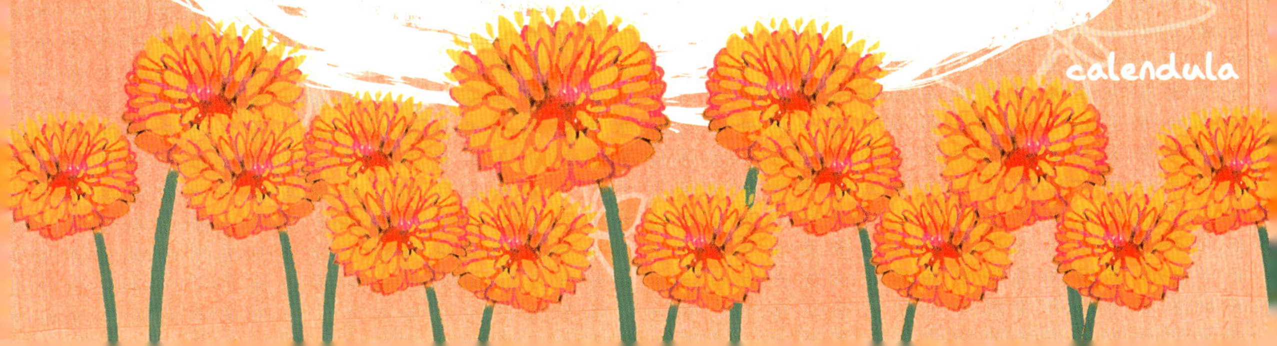

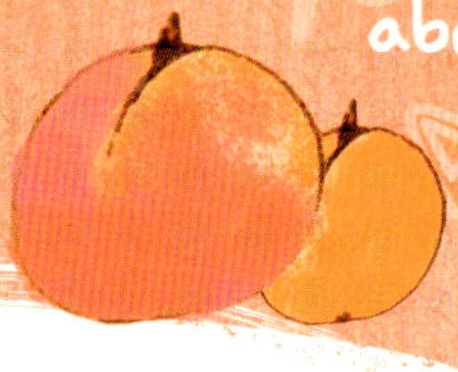

Les aliments du bien-être de la saison

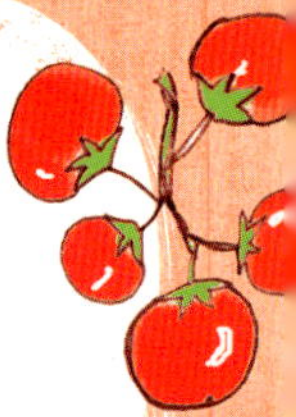

Fais une cure de fruits : pêches, brugnons, abricots, framboises, cassis, mirabelles, raisins.

Régale-toi de pastèques et de melons ; abuse de laitues et de tomates.

Fais des gratins de courgettes et d'artichauts, ajoute de l'ail et des oignons dans les brochettes d'agneaux, et, dès septembre, profite des poêlées de girolles et de cèpes.

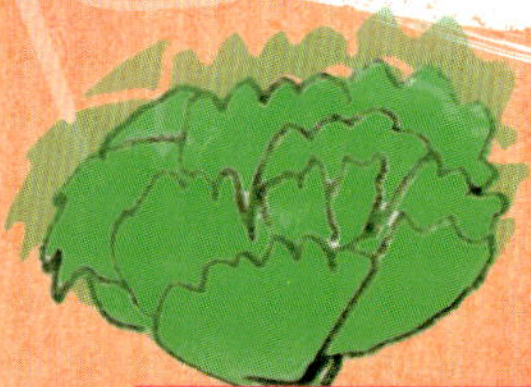

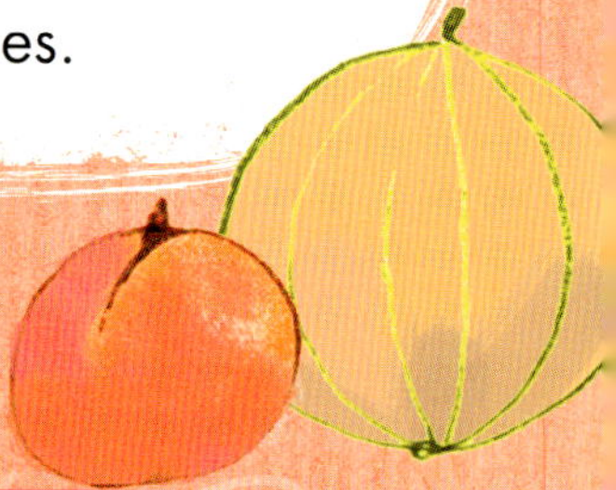

Les vitamines et minéraux : vedettes de la saison

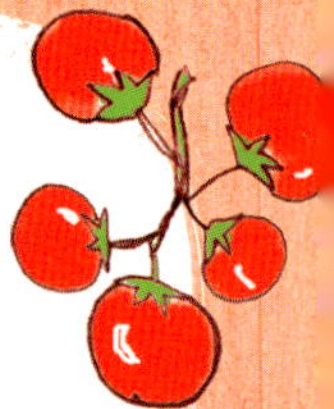

Profite de l'été pour te renforcer avec la vitamine D et les oméga 3 (saumon, maquereaux, huile de noix...), et toujours la vitamine C (les cassis, framboises et myrtilles...).

La vitamine B va t'aider à te détendre (les premiers champignons, les œufs, les flocons d'avoine) ainsi que la vitamine E pour ton immunité (blé, abricot, mâche).

Profite des fruits de mer et de la rhubarbe en tarte !

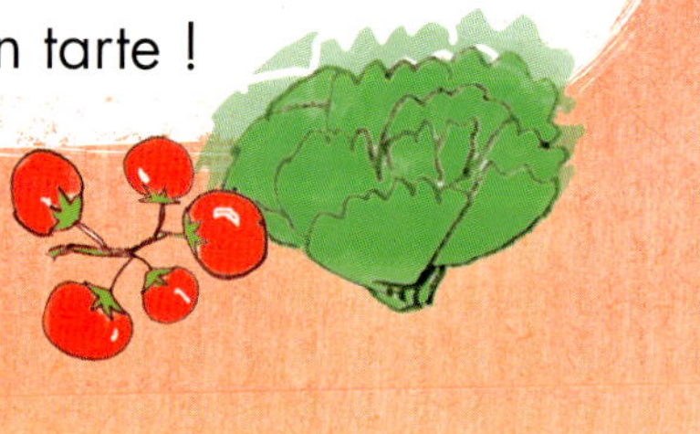

Petit déjeuner de saison

Bois plus en été. Sirop de cassis ou de myrtille.

Ajoute à cela une dégustation d'abricots et de pêches, du pain beurré. Un smoothie à base de lait de soja, de framboises, auquel tu ajoutes une cuillère à café de miel, peut également faire l'affaire !

Astuce contre la fatigue

Imite les mouvements des sportifs, mais au ralenti, en décomposant très lentement chaque geste : l'archer qui envoie sa flèche, le lanceur de poids, de javelot, de marteau, le joueur de ping-pong, le karatéka, le boxeur. Et bois beaucoup !

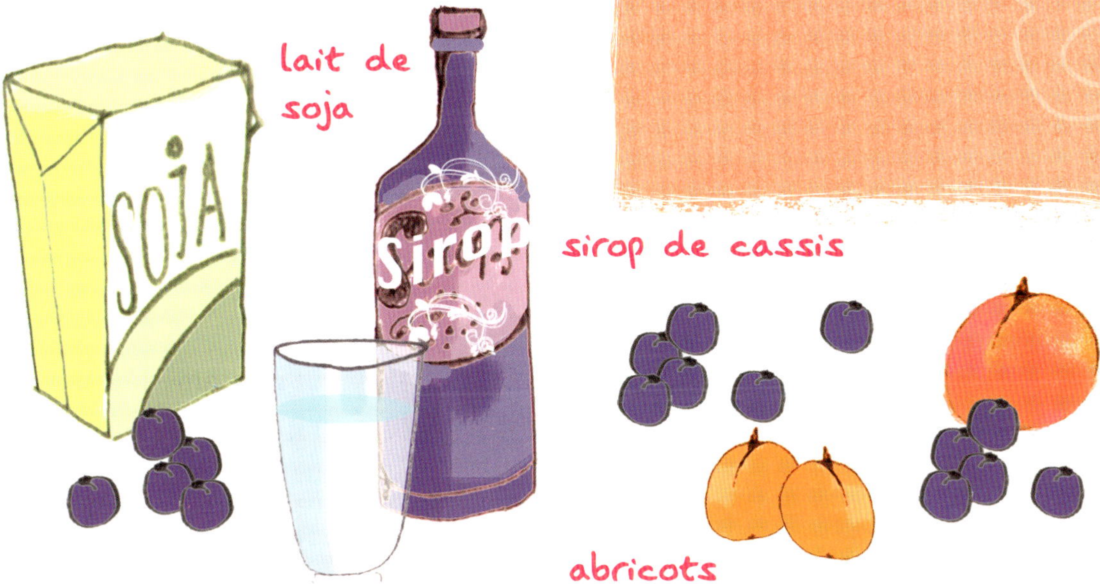

Entretien du corps pour ton bien-être

Tes pieds sont très sollicités en été. De plus, c'est parce qu'ils offrent un bon appui à tout ton corps que ta croissance est favorisée.

Voici comment les masser et, ainsi, te détendre complètement.

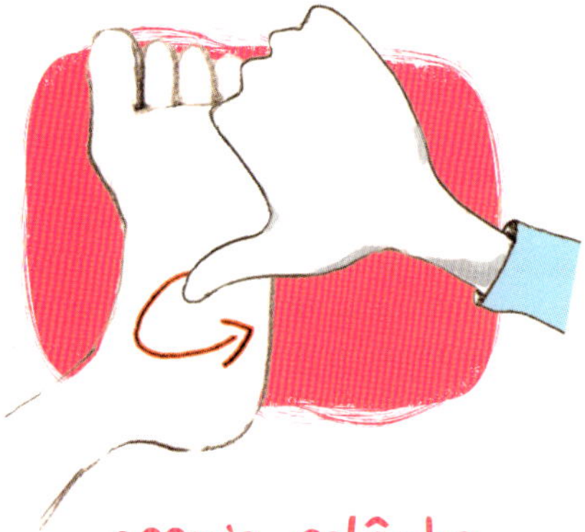

appuie-relâche

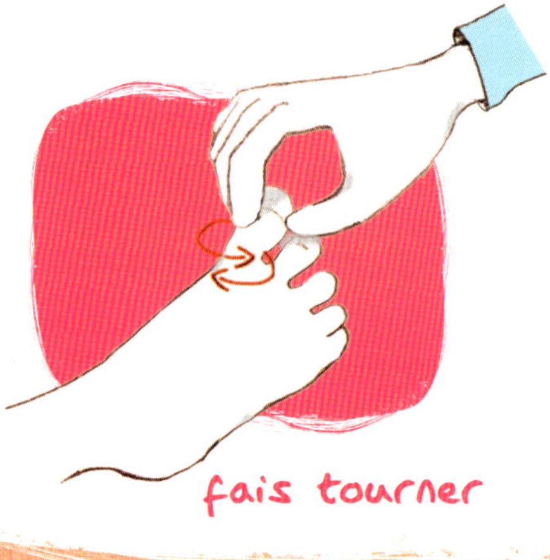

fais tourner

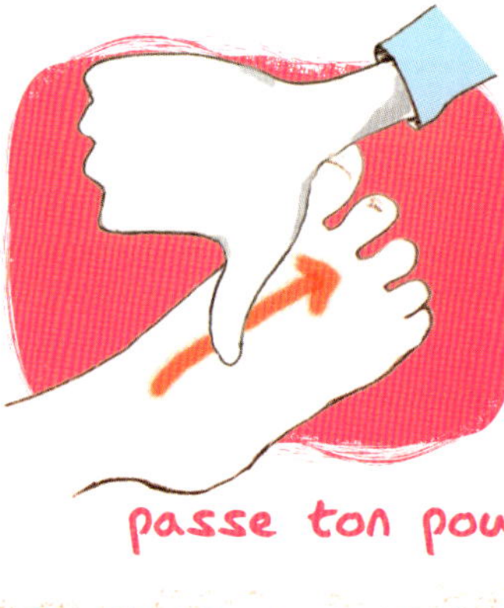

passe ton pouce

Mudra

Paumes l'une contre l'autre, joins les extrémités des index et des pouces, entrelace les autres doigts.

Puis, écarte-les en ne laissant en contact que les poignets, les bouts des auriculaires et des pouces. Respire doucement.

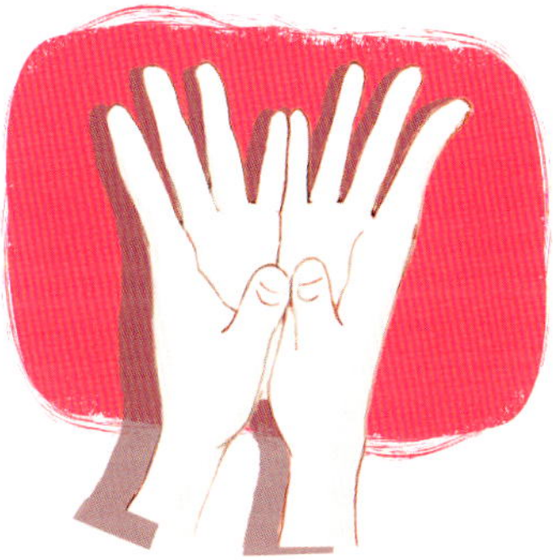

Les pensées positives de l'été

« Je suis comme le blé, le vent me fait pencher mais je reviens toujours droit. »

« Derrière les nuages de l'orage, il y a toujours le soleil et le ciel bleu qui reviennent. »

« Je suis comme l'été, joyeux le matin, joueur l'après-midi, sage et doux le soir. »

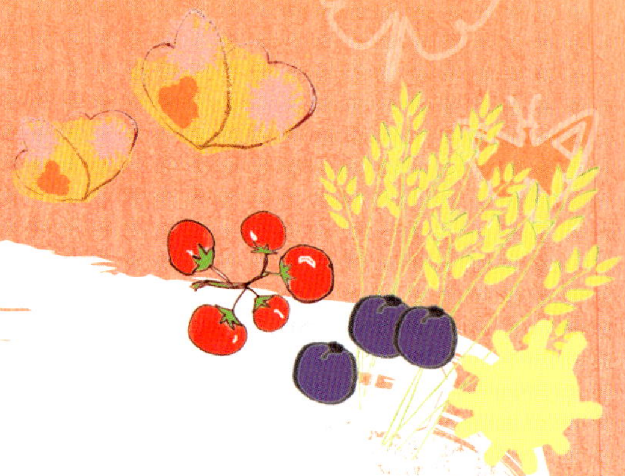

Pour rester concentré

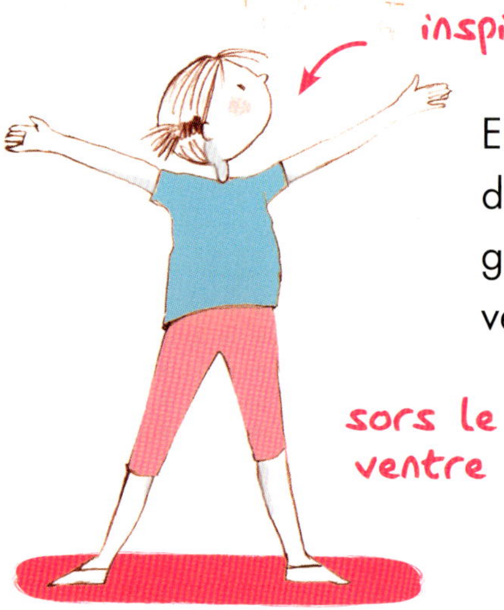

En pleine nature, inspire doucement par le nez en ouvrant grands les bras et en gonflant le ventre puis la poitrine.

Souffle lentement en te penchant en avant, les mains sur les hanches : cherche à bien vider tout l'air des poumons en rentrant le ventre au maximum.

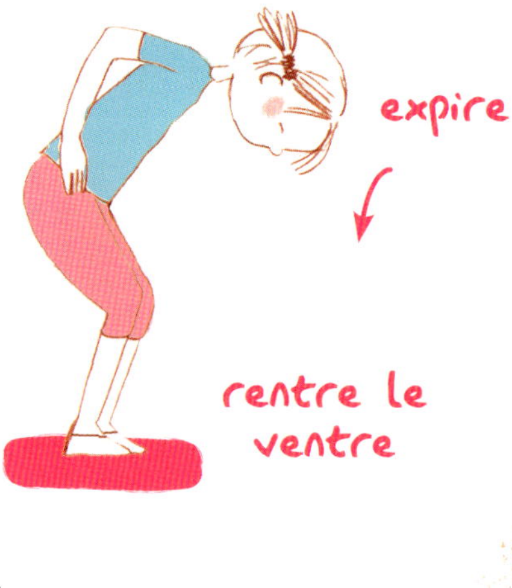

Fais cela trois fois.

Pour se relaxer à la maison ou dans la nature

1 Debout, pieds joints, bras le long du corps.

2 Relève le pied droit en inspirant, et pose-le sur ta cuisse gauche ; souffle.

3 Ensuite, relève les bras en inspirant, et mets les paumes l'une contre l'autre au-dessus de la tête ; souffle.

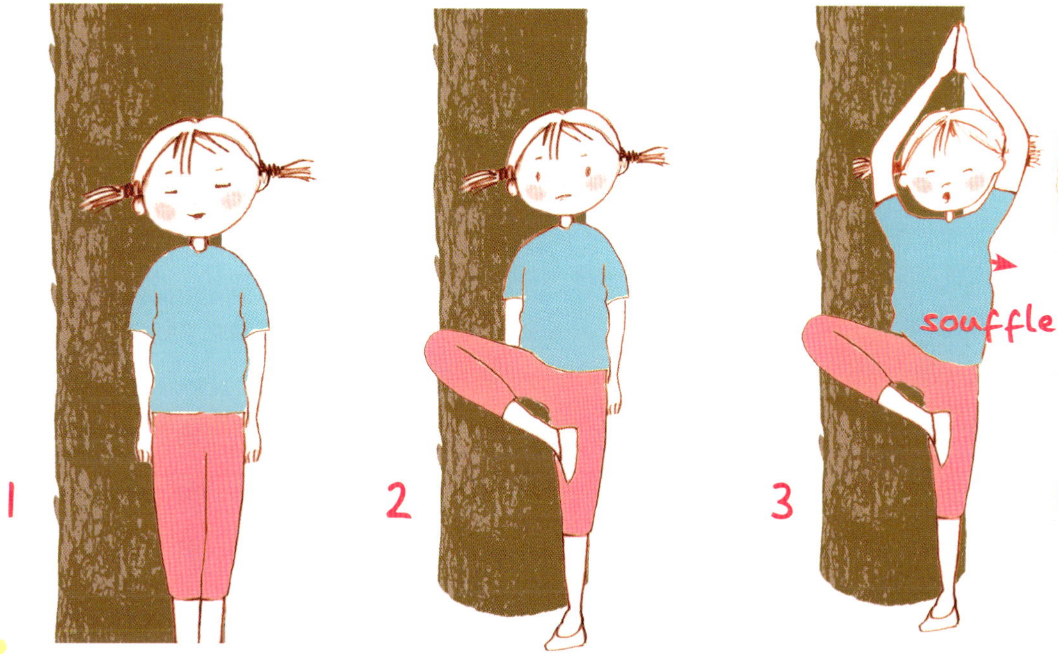

Recommence de l'autre côté, pied gauche sur cuisse droite.

Fais cet exercice trois fois de chaque côté.

Méditation en été

Mets-toi face à un arbre, pieds nus. Ferme les yeux et sens le contact de la terre sous tes pieds : est-ce sec ? humide ?

Respire tranquillement et imagine que tu reçois toute l'énergie de la terre à travers la plante des pieds, que tes pieds sont comme des racines et que ni le vent ni la tempête ne peuvent te faire bouger.

Maintenant, pose les mains sur le ventre, inspire en le gonflant puis souffle en le rentrant, pendant une minute. Imagine que cette énergie de la terre te monte dans les jambes et qu'elle vient se poser sur ton ventre, qui devient tout chaud !

Maintenant, lève les bras en l'air en inspirant et souffle en les laissant retomber. Fais cela trois fois, puis reste les bras tendus vers le ciel en respirant calmement.

Imagine que l'énergie du soleil passe par tes mains et descend jusqu'à ton ventre. Voilà, tu es là, tranquille comme un arbre, bien en place dans le sol, tes bras, pareils à des branches, touchent le ciel, et tu reçois toute l'énergie de l'été, rien que pour toi !

Méditation sur les couleurs de la nature

Allonge-toi sur le dos.

Respire calmement en regardant l'étendue bleue du ciel immense. Laisse ce bleu prendre toute la place dans ton regard.

Ressens comme cette image est calme, comme le bleu te rend plus tranquille et plus joyeux. Maintenant, fixe un point précis dans le ciel et prends une photo en ouvrant et en fermant les yeux, comme si tu pouvais garder en toi cette nette image du ciel bleu.

Refais cela doucement et, cette fois, garde les yeux fermés. Laisse simplement le bleu se répandre en toi. C'est un bleu qui te fait du bien, te calme. Alors imagine aussi ce qui est bleu dans la nature : les fleurs, les volets des maisons, les bateaux de pêche, le ciel.

Ressens comme le bleu est partout dans la nature et dans la vie, comme ce bleu est signe d'harmonie, d'oxygène.

Si tu le veux, ensuite, tu prendras une feuille et dessineras tout ce qui est bleu autour de toi.

L'automne est la première marche de la rentrée scolaire, avec ses peurs et ses joies.

Cette saison correspond aussi au premier choc thermique pour le corps et les défenses immunitaires.

L'accent devra donc être mis sur la prévention. Respectez bien les apports en vitamines C et sels minéraux tels que le fer et le magnésium. En assurant ainsi à votre enfant une bonne vitalité, le fonctionnement optimal de sa mémoire, vous lui garantissez également une meilleure résistance nerveuse face à l'apprentissage scolaire et une plus grande qualité d'endormissement.

Cela évitera aussi aux rhinopharyngites et angines de s'installer ! Insistez bien sur les jeux de bien-être et les méditations : ces activités renforceront sa concentration, son esprit de synthèse, sa régénération cellulaire. N'oubliez pas que vous devez favoriser le mouvement par des promenades dans la nature, ceci afin de minimiser les méfaits que peut causer une brusque inactivité.

En effet, votre enfant se retrouve brutalement soumis à une immobilité forcée sur les bancs de l'école, alors que quelques jours auparavant il courait dans tous les sens. Limitez, en terme de temps, les jeux vidéo, la télévision, la navigation sur Internet et les connexions aux réseaux sociaux (une saine vigilance s'impose !) Restez fermes à l'heure de l'endormissement pour que votre enfant puisse bien récupérer.

Lâchez-lui plus la bride en novembre, à la Toussaint. D'une part afin d'« absorber » le décalage horaire d'une heure, d'autre part, parce que la diminution de la lumière en cette saison réduit l'enthousiasme et la joie naturelle de l'enfant.

Heureusement, la Toussaint, c'est aussi les vacances ! Jours de détente et de loisirs. Profitez de cette période pour favoriser les réunions familiales, les contacts avec les copains d'école, en bref palliez l'arrivée de la nuit en multipliant les rencontres amicales et joyeuses. Expliquez que, sans même parler de croyance, la Toussaint, c'est la fête de tous ceux qui ont quitté la famille, qui ont compté et qui ont contribué à la construction de l'histoire familiale.

Dites aussi à votre enfant que, en automne, comme les feuilles qui tombent, on doit laisser s'envoler ses tristesses et que, à l'approche de l'hiver, c'est en eux que le vrai soleil doit briller !

L'hiver est une période difficile pour vous.

Dans un premier temps, le décalage horaire ne va pas favoriser la récupération physique de votre enfant, donc soyez vigilants en ce qui concerne les heures de sommeil.

Le manque de soleil va vous obliger aussi à bien penser aux apports en vitamine D, qui seront nécessaires à sa croissance. Mais où en trouver en hiver ? Voici quelques idées : l'huile de foie de morue existe en gélules, les œufs peuvent se déguster avec des mouillettes, les harengs faire partie des ingrédients d'une pizza…

L'alternance des vacances de Noël et de février pourrait être parfaite, cependant, le 25 décembre – jour de Noël, fête de la naissance de Jésus –, même si c'est le moment rêvé pour se voir en famille et offrir des cadeaux, c'est aussi celui où vous lâchez facilement la bride : nourriture déséquilibrée, permission de se coucher tard, excitations abusives, que vous estimez normales. Conséquence, la rentrée de janvier se fait avec des enfants fatigués et des parents sur les genoux ! Soyez vigilants.

Si vous pouvez partir en vacances en février, répartissez les devoirs par courtes tranches horaires journalières. Cela facilitera la mémorisation des informations et ne gênera pas l'évasion mentale nécessaire qu'apportent les vacances.

Pensez aussi aux apports réguliers en magnésium (noix, lentilles, céréales : orge ou avoine), pour bien assouplir les muscles et entretenir le système nerveux, au phosphore (poissons, fruits secs, laitages), qui renforcera le capital osseux et l'action du calcium dans la constitution des cellules.

Le fait de ne pas profiter de la nature à cause du froid environnant empêche de déstresser naturellement, ce qui intensifie davantage l'énervement ! Les humeurs des enfants alors s'en ressentent : ils ont de grosses colères ou des accès de violence, ils peuvent même faire une petite déprime ou rechercher l'isolement. Votre enfant n'échappe pas à la règle, donc prenez le parti, au moins deux fois par semaine, de marcher avec lui à l'extérieur.

À l'intérieur, amusez-vous à imiter des animaux, faites des concours de grimaces, jouer à simuler des actions au ralenti, jetez les violences dans une poubelle imaginaire...

Toutes ces activités sont faites pour déstresser, elles sont simples et efficaces. Terminez-les toujours par une minute de silence et de respiration calme, et saluez-vous !

Donc, surveillez particulièrement l'alimentation, réservez des moments au défoulement, et instaurer la régularisation dans le sommeil !

Le printemps est la saison du renouveau.

À Pâques, on fête son retour en offrant un œuf. L'œuf représente le poussin qui va naître, c'est donc un symbole de naissance, comme le fait de passer de la nuit de l'hiver au soleil du printemps. C'est un peu aussi la célébration de votre enfant, car le printemps est pour lui le signe du retour de la vitalité, d'une renaissance.

En sortant de l'hiver, saison du froid et des longues nuits, il a besoin de renouer avec les bienfaits des promenades au grand air et au soleil. Son organisme, sous l'action conjuguée de la vitamine D naturelle, indispensable à sa croissance, et de l'oxygène, récupérera plus facilement de la tension nerveuse accumulée durant l'hiver, et la bonne humeur reviendra !

Ensuite, c'est à vous de l'habituer à une alimentation qui favorise les apports en vitamines et minéraux de saison. Car c'est au printemps que l'on recharge le corps en énergie pour toute l'année, c'est la saison ressource et fondatrice de la santé de votre enfant !

Marquez bien la différence entre les plats chauds de l'hiver, les salades printanières de légumes crus ou cuits (épinards, carottes nouvelles, cresson, pommes de terre, asperges, fèves) et les fruits gorgés de soleil (fraises, bananes, papayes, ananas).

Comme le printemps est la saison où le foie a besoin d'un coup de pouce, il sera intéressant de nettoyer le corps des surcharges de l'hiver avec des jus combinés vendus tout préparés, avec des mélanges de carottes et de pommes, ou de cinq légumes de saison.

Favorisez le sport en relation avec la nature. Il faut que le corps se dérouille aux contacts des éléments tels que le vent et qu'il s'habitue aux températures, qui repartent doucement à la hausse.

C'est au troisième trimestre que l'année scolaire peut se décider, donc surveillez bien les envies de « lâcher prise ». En effet, à cette période, l'enfant a plutôt envie de sortir ou de s'isoler dans un jeu que d'aller travailler.

Il faut donc prévenir les humeurs de révolte ! Pour cela, vous pouvez encourager votre enfant à poursuivre ses efforts en lui rappelant que les nombreuses fêtes qui auront lieu durant ces trois mois lui permettront de se reposer entre les périodes scolaires.

Mais n'oubliez pas non plus l'importance du défoulement par le sport ! Profitez de Pâques, des week-ends et des jours fériés de mai pour vous promener tous ensemble !

Les jours de l'Ascension et de la Pentecôte, par ce qu'ils peuvent symboliser (la progression de l'enfant dans la lumière revenue et les encouragements reçus pour bien continuer sa croissance), marqueront pour votre enfant l'aboutissement de son retour à la vitalité.

L'été, bien sûr, est signe de repos et de vacances.

Il est donc important de construire des moments uniques avec votre enfant.

Et le 24 juin (fête de la Saint-Jean, jour où l'on remercie le soleil en allumant de grands feux autour desquels on peut danser) ainsi que le 15 août (dédié à Marie, la mère de Jésus. Symboliquement journée du respect de la terre qui nous porte et nous nourrit, mais également celle où l'on prie pour les marins disparus dans les tempêtes) offrent cette opportunité.

Ce sont, entre autres, ces instants en famille qui deviendront de précieux exemples quand votre enfant atteindra l'âge adulte. Ces souvenirs de moments de bien-être familiaux l'aideront quand, plus tard, inévitablement, il passera par des épreuves !

Par contre, cela ne veut pas dire laisser faire n'importe quoi, au niveau des horaires de sommeil et de l'alimentation ! Pour cela, favorisez les activités en extérieur qui demandent de l'endurance : vélo, marche, gym, natation. Pas de sport trop intenses quotidien, car attention aux blessures !

Grâce à ces exercices physiques faits en été, il sera plus facile à votre enfant de conserver souplesse et tonus musculaires en hiver !

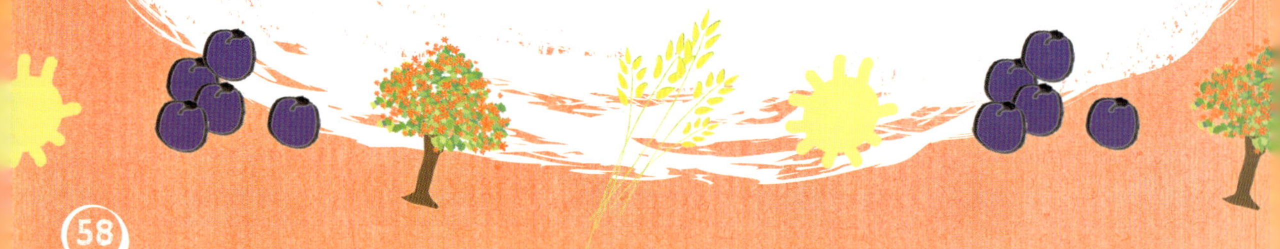

Au niveau de l'alimentation, vos choix conditionnent sa bonne santé pour la rentrée scolaire, mais surtout son immunité, qui sera mise à mal dès les premiers froids d'octobre ! Favorisez donc les salades vertes et les fruits de saison, pour leur apport en vitamines et minéraux ; les céréales, laitages et protéines, pour tous les efforts musculaires qui seront demandés à votre enfant.

L'ensoleillement, même s'il n'est pas visible (nuages et orages), doit passer en priorité afin que la peau synthétise les rayons du soleil en vitamine D, si importante pour sa croissance. Par contre, pas d'exposition sans crème solaire ni lunettes de soleil !

Et puis, oui, votre enfant ne peut pas rester deux mois sans au moins jeter un œil sur l'année scolaire écoulée et réviser un minimum. La mémoire non entretenue est difficile à faire travailler ensuite. Il s'agit donc de ne pas perdre les acquis d'une année en deux mois. Faites ces révisions de façon ludique, en survolant régulièrement les connaissances sans entrer dans le détail. Amusez-vous à faire en famille des activités qui favorisent la concentration : jeux d'observation et de mémorisation, de cartes, imitations et mimes, mandalas, chasses au trésor ; cultivez le sens de la découverte et de l'attention de votre enfant.

Par contre, aucune raison pour un abus de télé ou d'ordinateur, en cette saison où la nature est reine !

L'AUTOMNE - calendrier

septembre	octobre	novembre
1	1	1
2	2	2
3	3	3
4	4	4
5	5	5
6	6	6
7	7	7
8	8	8
9	9	9
10	10	10
11	11	11
12	12	12
13	13	13
14	14	14
15	15	15
16	16	16
17	17	17
18	18	18
19	19	19
20	20	20
21	21	21
22	22	22
23	23	23
24	24	24
25	25	25
26	26	26
27	27	27
28	28	28
29	29	29
30	30	30
	31	

Mes notes

L'HIVER - calendrier

décembre	janvier	février
1	1	1
2	2	2
3	3	3
4	4	4
5	5	5
6	6	6
7	7	7
8	8	8
9	9	9
10	10	10
11	11	11
12	12	12
13	13	13
14	14	14
15	15	15
16	16	16
17	17	17
18	18	18
19	19	19
20	20	20
21	21	21
22	22	22
23	23	23
24	24	24
25	25	25
26	26	26
27	27	27
28	28	28
29	29	29
30	30	
31	31	

Mes notes

LE PRINTEMPS - calendrier

mars	avril	mai
1	1	1
2	2	2
3	3	3
4	4	4
5	5	5
6	6	6
7	7	7
8	8	8
9	9	9
10	10	10
11	11	11
12	12	12
13	13	13
14	14	14
15	15	15
16	16	16
17	17	17
18	18	18
19	19	19
20	20	20
21	21	21
22	22	22
23	23	23
24	24	24
25	25	25
26	26	26
27	27	27
28	28	28
29	29	29
30	30	30
31		31

Mes notes

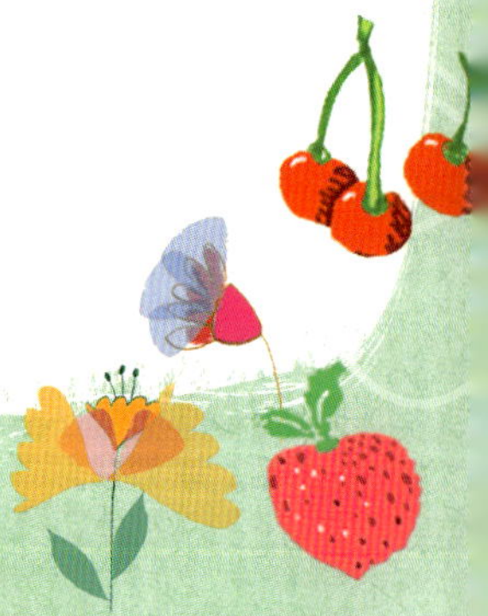

L'ÉTÉ - calendrier

juin	juillet	août
1	1	1
2	2	2
3	3	3
4	4	4
5	5	5
6	6	6
7	7	7
8	8	8
9	9	9
10	10	10
11	11	11
12	12	12
13	13	13
14	14	14
15	15	15
16	16	16
17	17	17
18	18	18
19	19	19
20	20	20
21	21	21
22	22	22
23	23	23
24	24	24
25	25	25
26	26	26
27	27	27
28	28	28
29	29	29
30	30	30
	31	31

Mes notes

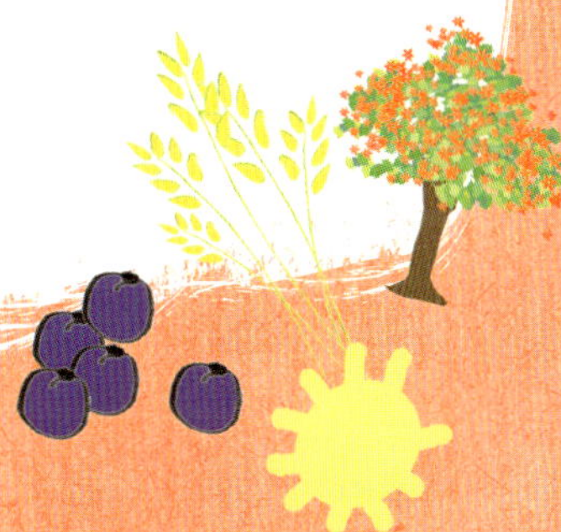

TABLE DES MATIÈRES